KB106369

기억력 회복과 건망증 탈출

기억력 회복과 건망증 탈출 ❸

발행일 2023년 2월 3일

지은이 박우동
펴낸이 손형국
펴낸곳 (주)북랩
편집인 선일영 편집 정두철, 배진용, 김현아, 윤용민, 김가람, 김부경
디자인 이현수, 김민하, 김영주, 안유경 제작 박기성, 황동현, 구성우, 권태련
마케팅 김회란, 박진관
출판등록 2004. 12. 1(제2012-000051호)
주소 서울특별시 금천구 가산디지털 1로 168, 우림라이온스밸리 B동 B113~114호, C동 B101호
홈페이지 www.book.co.kr
전화번호 (02)2026-5777 팩스 (02)3159-9637

ISBN 979-11-6836-706-7 14510 (종이책) 979-11-6836-700-5 14510 (세트)
979-11-6836-707-4 15510 (전자책)

3

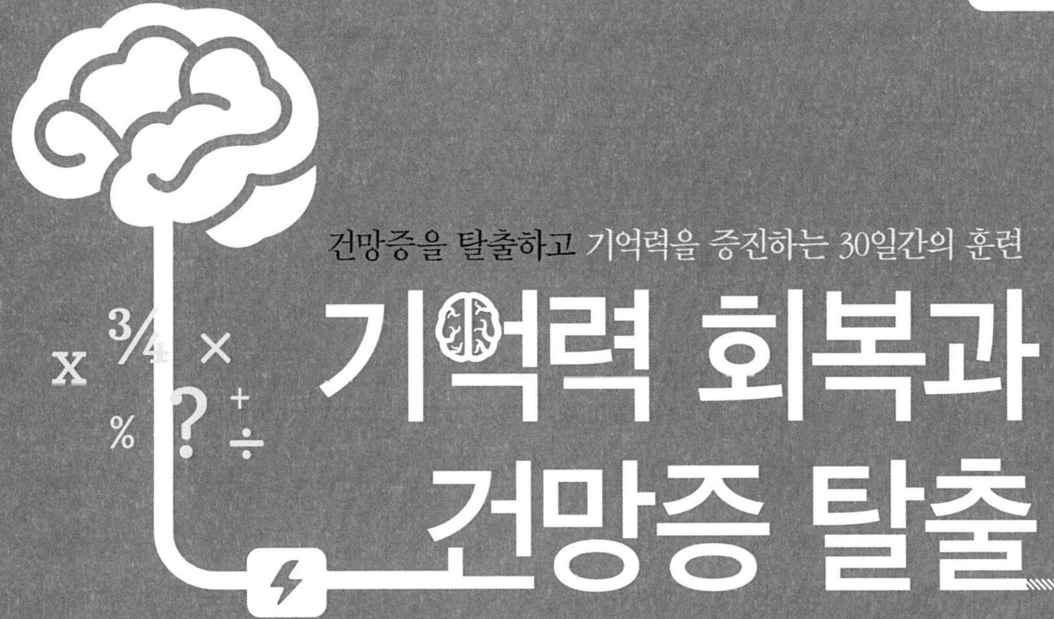

건망증을 탈출하고 기억력을 증진하는 30일간의 훈련

기억력 회복과 건망증 탈출

박우동 지음

노화 현상의 하나지만 방치하면 치매로 이어질 수도 있는 **뇌질환 기억력 감퇴.**

계속 훈련하면 정상인은 기억력이 20%까지 개선**될 수 있고,**
경인지 장애 환자들은 열에 아홉이 향상**된다.**

북랩

서문

학습은 새로운 지식과 행동을 습득하는 과정이고 기억은 습득된 지식이 저장되고 인출되는 과정이다. 학습 없는 기억, 기억 없는 학습은 상상하기 힘들다. 두 과정의 역동적인 관계를 통하여 인지가 작동하는 것이다.

인간의 기억은 마음의 바탕이다. 기억이 없다면 마음이 존재하기 어렵다. 인지의 핵심은 기억이다. 기억이 없으면 마음, 인지가 제대로 작동할 수 없다. 프로그램이 들어가 있는 메모리가 없다면 컴퓨터가 작동할 수 없듯이, 기억이 없으면 매일 보는 사람의 얼굴도 알아볼 수 없게 될 것이고 과거도, 현재도 없다. 우리 자신이 누구라는 사실도 모른 채로 살아가게 될 것이며, 기초적인 일상생활을 유지할 수도 없다.

기억의 기능적 구조는 다음과 같이 나누어 볼 수 있다. 순간적으로 대상을 감각적으로 기억하는 감각 기억, 주어진 자극에 대해서 짧은 기간 동안 주의를 기울여 부호화하며 유지하는 단기 기억, 또는 그러한 작업을 수행한 작업 기억, 그리고 오랫동안 저장하고 있는 장기 기억 등으로 나누어 볼 수가 있다.

이러한 기억 체계들은 창고 같은 실체가 아니라 일종의 기능적 단위이다.

기억 과정은 부호화 과정, 저장 과정, 인출 과정으로 나누어진다.

부호화는 외부에서 들어오는 자극의 내용을 정보화해서 기억에 넣는 과정이고, 뇌에서 정보를 처리할 수 있는 기호(상징) 형태로 바꿔 주는 것이 부호화이다.

저장 과정은 정보를 계속 보류해서 유지하는 것이고 저장은 입력 자극에 대하여 부호화 처리된 정보를 표상으로 기억에 담아 두는 것을 지칭한다. 어떤 기억 저장고에 사진을 저장하듯이 저장한다기보다는 기억 관련 여러 신경 단위들 사이의 연결 강도 등의 전체적 패턴의 변화 형태로 저장된다고 볼 수 있다.

인지 심리학에서는 기억의 저장을 부호화 처리의 함수로 보아서 저장 과정을 별도로 다루지 않고 부호화 과정, 인출 과정으로 논의한다. 인출 과정은 정보를 꺼내는 것(상기)이다.

1. 기억은 개선할 수 있다

기억에 문제가 있거나 장애가 있는 것은 기억에 관련된 기관이 파손되거나 손상된 경우를 제외하고는 부호화 과정과 인출 과정의 오류나 부호화 과정이나 인출 과정이 제대로 작동하지 못해서 일어나는 경우가 대부분이다. 우리가 기구를 한동안 사용하지 않다가 다시 사용할 때는 사용 방법을 까먹을 수도 있고, 기억하더라도 서툴 수 있다. 그러니 다시 몇 번 사용하다 보면 원래대로 능숙해질 수 있다.

부호화 과정 및 인출 과정도 계속해서 부호화하고 인출하면 그렇지 않은 경우보다는 더 원활하게 작동된다고 볼 수 있다. 그래서 연구 결과들은 사무직에 종사하는 사람은 그렇지 않은 사람보다 기억력이 더 높은 것(기억의 감퇴가 더 적은 것)으로 나타난다.

본서는 계산 문제, 추리 문제, 암기 문제의 연습을 계속하도록 하여 부호화하고 인출하는 과정을 반복하게 해서 그 과정들이 제대로 원활하게 작동되게 한다. 원활하게 작동한다면 부호화하고 인출(상기)하는 데 지장이 없는 것으로 이는 곧 기억력이 개선되고 향상된 것이며, 건망증에서 탈출하는 것이다.

연구 결과에 따르면 이러한 연습을 통해서 정상인의 경우에도 20%까지 기억력이 올라간 경우도 있다. 또한 경인지 장애가 의심되는 고령자를 대상으로 6개월간 연습을 실시한 결과, 90% 이상의 사람이 정상치로 복귀되거나 향상된 경우도 있다.

경인지 장애가 의심되는 고령자의 경우는 방치할 경우 치매로 가는 경우가 흔한 만큼, 이러한 연습들은 의미하는 바가 크다고 할 수 있다. 물론 이러한 연습들로 치매 환자의 뇌 기능 개선에 성공한 예도 있다.

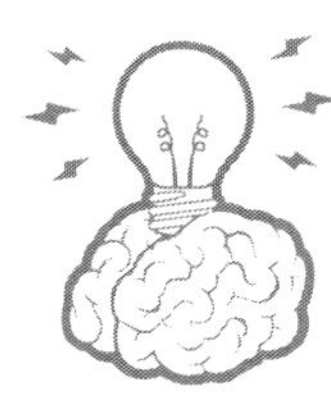

2. 어떤 사람들에게 이 책이 도움이 되며, 건망증 탈출과 어떤 관계가 있는가?

기본적으로는 누구에게나 기억을 개선하고 향상시키는 데 도움이 되겠지만, 특히 다음과 같은 경우는 더 권하고자 한다.

어느 날 갑자기 전에 알고 있던 사람의 이름이 잘 생각나지 않는 경우.
물건을 잃어버리거나 물건 둔 곳을 몰라서 종종 헤매는 경우.
하고 싶은 말이 입가에 맴돌면서 잘 떠오르지 않는 경우.
전에는 잘 쓰던 한자가 제대로 쓰기 힘들어진 경우.
기억력을 높이고, 치매를 미리 예방하기를 원하는 경우.
건망증에서 탈출하기를 원하는 경우.

건망증이란: 어떤 사건이나 사실을 기억하는 속도가 느려지거나 일시적으로 기억하지 못하는 기억 장애의 한 증상이다. 곧 부호화와 인출(상기) 과정이 원활하지 못함을 말한다. 대부분 인출(상기)실패가 원인이다.

대부분 인출 실패가 원인이기 때문에 건망증에서는 단서(힌트)가 주어지거나 시간이 지난 후 다시 떠오른다. 이 점이 치매하고는 다른 점이다. 그래서 사람들은 치매와 건망증은 다르다는 점에 주목하기 쉽다. 그렇게 되면 건망증이 오더라도 방치하기 쉽다. 건망증이라고 해서 방치해서 안 되는 이유는 노화가 진행되면서 건망증의 정도가 심해지면 치매를 유발할 수 있는 원인으로 작용할 수도 있기 때문이다.

또한 치매의 초기 증상과 건망증에서 나타나는 증상이 유사한 점이 많기 때문에 이를 구별하기도 힘들 뿐더러 굳이 건망증으로 치부하고 방치할 이유는 없다.

건망증 치료는 기억력을 개선하고 향상시키는(부호화와 인출 과정을 원활히 하는) 것이다. 따라서 이 책을 꾸준히 이용해서 건망증에서 탈출하고, 생활 속에서 건망증이 다시 오지 않도록 뇌 건강을 도모하는 방법이 최선이다. 이 책이 건망증 탈출에 절대적으로 도움이 되고 최선의 예방책이 될 것이다.

3. 왜 포기하는가?

지금까지 과학자들은 사람이 성인기에 접어들면 새로운 뇌세포 생성이 멈춘다고 믿어왔다. 그래서 대부분의 사람은 '이 나이에 기억 개선이 되겠는가?' 하고 포기할 수도 있다. 하지만 1998년에 사람의 해마에서 새로 생겨난 뇌세포가 발견되었다. 21세기인 지금에 와서는 나이가 증가해도 그 누구의 뇌라 하더라도 새로운 신경 세포가 생겨난다고 본다. 따라서 나이에 상관없이 몇 살이 되어도 새로운 것에 흥미를 느끼고 학습하고 즐길 수 있다. 기억을 개선하기 위해서는 무엇보다 희망을 품고 포기하지 않고 노력하는 것이 중요하다.

더욱이 "머리를 쓰면 쓸수록 좋아진다." 라는 말은 사실이다. 하나의 뉴런에는 수만 개의 시냅스가 딸려 있다. 사람이 새로운 것을 경험한다든지, 새로운 이야기를 듣는다든지, 문제를 푼다든지 하면 새로운 수상 돌기나 시냅스가 가지치기해서 다른 뉴런과 연결되어 새로운 회로를 만든다.

이렇게 해서 새로운 회로가 점점 만들어지면 과거의 기억과 새로운 기억이 연결되고 새로운 정보의 흐름이 완성된다. 이렇게 해서 뇌는 활발하게 움직이고 새로운 회로가 생기며 새로운 뉴런도 증가한다. 이것이 "머리를 쓰면 쓸수록 좋아진다." 라고 하는 현상의 구체적 이유이다. 역으로 머리를 쓰지 않으면 시냅스도 뉴런도 줄어든다. 어떤 부위의 뉴런이나 시냅스가 없어지면 거기서 전달되는 정보나 기억이 없어지는 현상이 일어난다. 다시 말해서 뇌의 신경 세포가 늘어나고 시냅스도 늘어나 정보 전달 회로가 늘어난다는 것은 머리가 좋아진다는 것이다.

포기할 이유가 전혀 없다(용어가 생소하다면 "치매 완전 정복"(북랩 출판사)의 1장 생물학적 기초를 참조하면 이해에 도움이 될 것입니다).

4. 바둑, 화투, 게임은 기억에 어떤 영향을 미치고, 기억 개선 노력은 치매의 예방에 왜 중요한가?

바둑을 두고 화투 놀이를 하며 게임을 하는 것은 기억력 유지에 다소 도움이 된다고 할 수 있다. 하지만 돈내기를 하는 순간 코르티손(cortisone)이라는 스트레스 호르몬

수치가 높아져서 오히려 뇌 건강을 해치게 된다. 화투 놀이를 하고 바둑을 두는 것은 기억력유지에는 다소 도움이 되지만 자극의 강도가 미약하여 기억력을 향상시키기에는 매우 약하다. 더욱이 나이가 들어가면 신체적 노화의 속도는 빨라지고, 이와 더불어 진행되는 기억력 감퇴는 늘어나기 때문에 이를 완전히 차단하기에는 역부족이다. 특히 치매의 경우에는 신체적 노화와 같이 뇌 신경 세포의 감소가 일어난다. 기억력 감퇴를 완전히 차단하고 뇌 신경 세포의 감소를 방지하기 위해서는 보다 높은 강도의 적절한 자극과 조화로운 균형이 필요하다. 계산 문제, 추리 문제, 암기 문제로 구성되어 있는 이 책의 인지 활성화 프로그램은 이를 충족하고 있다. 기억력 회복과 건망증 탈출 한 권당 30일 분량으로 4권까지 합하면 120일 분량이다. 적어도 3일에 1일 분량을 하는 것이 기억력 감퇴나 치매를 예방하는 데 절대적 도움이 될 것이다. 기억력 향상이나 치매의 회복을 위해서는 2일에 1일 분량 이상 하는 것을 권한다.

치매의 경우는 이 점에 유의해야 한다.

치매는 기억에 이상을 느끼고서 빠르면 4-5년, 길면 거의 20년을 경과해서 발병한다. "매우 천천히 진행된다는 인식"이 무엇보다 중요하다. 중앙치매센터의 발표에 의하면 60세-64세의 치매 발병률은 2.7%이지만 85세 이상 치매 발병률은 33.7%이다. 치매가 발병하기 까지는 오랜 기간이 소요된다는 것을 뒷받침하고 있다.

이와 같이 치매는 매우 느리게 진행되기 때문에 평소에는 이를 인식하지 못하고 소홀히 하는 것이 일반적이다. 따라서 치매는 느리게 진행된다는 인식을 늘 가지고서 기억에 이상을 느낀다면, 대수롭지 않게 생각해서는 안 되고, 그때부터는 경각심을 갖고 **꾸준히** 관리를 해 나가야 한다.

그러므로 신경 세포의 감소를 방지하기 위해서 인지 활성화 프로그램을 지속적으로 해 나아가는 것이 절대적으로 필요하다. 인지 활성화 프로그램을 계속해 나간다는 것은 뇌의 신경 세포(뉴런)을 늘어나게 하는 것만이 아니고, 시냅스도 늘어나게 해 정보 전달용 회로를 늘어나게 하는 만큼 이는 치매의 발병을 예방(신경 세포의 감소를 막는 것)하는 것만이 아니고, 치매에서 **회복시키는** 데에도 매우 도움이 된다. 물론 기억력 향상에는 절대적 도움이 된다. 연구 결과들이 이를 뒷받침하고 있을 뿐더러 기억이나 치매 전문가들이 기억과 치매에 대해서 이야기할 때 대부분 수학 문제 풀이를 꾸준히 하도록 권하는 이유이기도 하다.

5. 균형 잡힌 식단과 충분한 수면은 뇌 건강에 중요한 요소다!

뇌가 정상적으로 기능하기 위해서는 균형 잡힌 영양소의 공급과 충분한 수면, 적당한 운동이 필요하다.

포화 지방과 트랜스 지방은 뇌에 좋지 않으니 트랜스 지방이 들어 있는 가공식품은 가급적 줄이는 것이 현명하다. 하지만 견과류, 등 푸른 생선, 식물성 기름 등에서 얻을 수 있는 불포화 지방은 기억력을 오래 유지하는 데에 도움이 된다. 술을 마시는 사람과 마시지 않는 사람을 비교해서 알코올이 치매에 미치는 영향을 조사한 최근 연구에서는 적당량의 술을 마신 사람이 술을 마시지 않은 사람보다 알츠하이머병에 걸릴 확률이 낮다는 연구 결과가 나왔다. 이유는 밝혀지지 않았지만, 알코올 섭취가 해마에서 분비되는 신경 전달 물질인 아세틸콜린(acetylcholine)을 자극한다고 볼 수 있다. 영양소, 수면, 운동, 인지 활성화는 치매와 밀접한 관련이 있다. 관련성에 대해서는 "치매완전정복"(북랩 출판사)에서 다루고 있다.

6. 이 책은 어떻게 구성되어 있나?

이 책은 계산 문제, 추리 문제(숫자 퍼즐), 암기 문제로 구성되어 있다. 1권에서 2. 3권을 거처 4권까지 자극의 수준을 조절해서 적절한 자극과 조화로운 균형을 기하고 있다.

기능 검사(speed check)가 연습 시작 전과 6회(일)의 연습 후에 배치되어 있다.

연습을 시작하기 전에 한 번 시행하고 그다음에는 6회가 끝나기 전에 하지 말고 반드시 6회가 끝날 때마다 시행해야 한다.

기능 검사 시에는 초까지 잴 수 있는 시계나 스톱워치를 준비해서 걸린 시간을 재서 기록하고 그 기록을 권말 기록란에 다시 기록해서 그래프로 그려 보면 1개월 동안 얼마만큼 변화가 생겼는지 스스로 파악할 수 있다.

계산 문제, 추리 문제(숫자 퍼즐), 암기 문제를 푸는 동안에는 굳이 시간을 재지 않아도 무방하다. 결과가 기능 검사에 반영되기 때문이다.

초기에는 뇌 기능 향상이 빠르게 일어나다가 중간에 침체기(잠재적 준비기)를 겪는 경우도 있다. 그러나 실망하지 말고 꾸준히 계속하다 보면 어느 날 갑자기 다시 비약하는 경우를 볼 수 있다.

7. 책의 사용 방법

1) 기능 검사(speed check)

기능 검사는 **[숫자 읽기]**, **[색채 읽기]**, **[숫자 계산]**으로 구성되어 있다.

[숫자 읽기]는 숫자를 숫자(4-사, 5-오, 7-칠, 3-삼, 8-팔)로 소리 내어 읽고 걸린 시간을 기록한다.

[색채 읽기]는 숫자로 읽지 말고 색채(5-빨강, 6-파랑, 7-노랑, 4-빨강, 7-빨강, 8-검정, 6-초록, 4-보라)로 읽고 걸린 시간을 기록한다.

[숫자 계산]은 이웃(옆)한 숫자와 숫자를 더해서 십 자릿수는 제외하고 한 자릿수만(4+7이면 11이지만 1만 표기, 8+9는 17이지만 7만 표기) 숫자 사이사이에 기록하고 마지막까지 끝내고서 그 시간을 기록한다.

예 3 8 9 5 3 7 8의 경우, 3과 8 사이에 1을, 8과 9 사이에 7을, 9와 5 사이에 4를, 5와 3 사이에 8을, 3과 7 사이에 0을, 7과 8 사이에 5를… 하는 식으로 이와 같이 기록해 간다.

1 7 4 8 0

3 8 9 5 3 7 8 7 9 6 4 8 7 5 8 9 4 3 9 4 6 7 4 6 7 1 7 4 8 0 5 5 6 5 7 5 8 4
7 6 8 7 3 8 5 9 3 7 8 6 8 6 4 8 7 5 4 3 9 4 5 9 4 6 8 4 9 5 7 7 8 5 3 6 9 5
7 6 4 4 6 9 3 5 6 4

2) 계산 문제

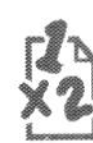

계산 문제는 숫자와 기호(+, -, ×, ÷)로 이루어져 있고 나머지가 없는 만큼 정수나 기호로 기록하면 된다. 계산 문제의 정답은 권말에 제시되어 있다.

3) 추리 문제(숫자 퍼즐)

3권에서는 6개 칸과 9개 칸으로 구성되어 있다.

6개 칸의 경우는 1, 2, 3, 4, 5, 6의 숫자를 가로, 세로로 중복되지 않게 순서에 상관없이 공란에 기입한다.

9개 칸의 경우에는 1부터 9까지 아홉 개의 숫자 중에서 맞는 숫자를 기입한다. 가로든, 세로든 두 개의 공란부터 해결해 가면 끝까지 할 수 있다.

바로 다음 페이지에 해답이 제시되어 있다.

4) 암기 문제

제시된 단어(27개 단어)를 3권에서는 3분간 외운 다음 종이로 가리고 기록란에 생각나는 단어를 전부 5분 이내에 기록한다.

기억력 회복과 건망증 탈출

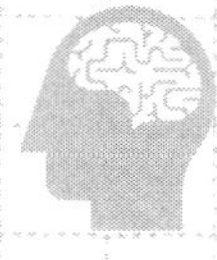

목 차

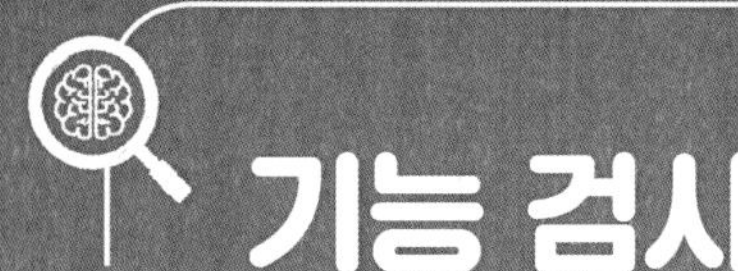

기능 검사

Speed Check-1회

☑ 숫자 읽기

아래 숫자를 숫자(예 4-사, 9-구, 3-삼, 6-육과 같이)로 끝까지 소리 내어 읽고 걸린 시간을 기록한다. [분 초]

4 7 6 9 7 8 5 7 3 9 3 7 6 3 9 5 7 9 3 6 5
7 6 4 8 7 5 4 6 7 8 5 8 3 6 5 3 8 4 7 8 9
4 6 7 3 7 3 6 9 5 8 7 3 6 5 7 9 3 6 7 6 8
9 5 9 7 4 6 3 7 9 3 8 6 3 6 9 7 6 5 7 8 4
5 8 3 6 7 5 6 9 3 6 5 9 7 6 5 3 6 9 5 4 5
5 8 4 3 8 4 8 7 3 6 9 5 7 9 3 9 4 6 8 7 8
9 4 6 8 3 7 9 4 7 8 4 7 3 5 9 3 6 8 4 8 7
5 8 9 4 8 6 3 3 7 6 4 9 8 9 4 6 8 7 3 9 7
6 5 8 9 4 6 8 3 4 7 8 3 3 9 8 7 5 3 6 5 7
8 7 3 6 9 7 3 6 5 7 8 4 3 8 6 7 9 3 5 7 6
6 3 8 7 5 5 9 4 6 8 4 9 8 5 7 7 8 5 6 4 4
9 6 7 4 8 4 6 9 3 5 6 4 5 8 4 5 4 7 9 8 4
9 6 3 7 3 9 6 8 5 4 7 9 3 3 4 5 8 5 8 5 4
7 8 3 6 5 4 7 8 4 5 8 3 6 7 5 6 9 3 6 5 9

☑ 색채 읽기

위 숫자를 숫자로 읽지 않고 색채(예 5-빨강, 6-파랑, 4-노랑, 7-빨강, 8-검정, 6-초록, 4-보라와 같이)로 소리 내어 읽는다. [분 초]

☑ 숫자 계산

숫자를 더해서 십 자리는 제하고 한 자릿수만 적는다. 예를 들어 9와 6을 더하면 15이지만 10은 제하고 5만, 6과 8을 더하면 14이지만 4만, 8과 3은 1을, 3과 7은 0을 숫자와 숫자 사이에 적는다(7. **책의 사용 방법 설명 참조**). 끝까지 한 다음 걸린 시간을 기록한다. **[분 초]**

3 8 6 7 9 4 9 7 5 6 7 9 5 6 3 8 7 9 5 4 7 3 5
8 7 4 6 3 9 8 5 3 6 5 9 3 5 7 9 5 7 3 6 4 7 6
8 4 5 8 5 7 9 6 7 3 4 6 5 8 8 7 4 5 6 5 3 9 4
6 8 3 7 9 6 9 3 7 8 7 6 5 8 7 5 6 8 4 5 8 3
8 6 7 9 5 7 9 6 7 7 4 9 5 4 6 7 9 4 3 7 4 4 9
6 6 8 3 7 5 7 6 9 3 5 7 6 9 8 3 5 6 8 7 3 8 7
3 9 5 3 4 9 5 7 4 7 8 3 9 8 7 6 8 3 7 6 4 9 5
8 5 6 5 8 4 9 3 5 4 8 3 7 9 4 7 9 4 8 3 8 5 7
9 5 3 8 5 7 9 4 5 5 9 3 4 4 6 7 5 8 9 8 5 6 5
8 6 8 3 7 5 4 9 3 5 4 5 8 6 9 3 5 6 4 7 4 4 6
5 4 5 8 3 7 8 9 5 6 5 6 4 7 8 5 4 8 6 4 5 3 8
7 8 3 8 5 8 9 7 6 3 4 8 9 7 6 8 5 7 8 9 8 3 7
8 7 6 5 9 6 4 6 9 3 4 7 9 3 4 6 7 4 6 3 8 7 4
6 3 5 8 6 3 7 5 9 8 6 5 7 9 5 6 4 9 8 7 6 5 9
6 8 3 7 8 9 4 6 9 3 4 3 7 5 8 6 5 4 9 6 3 7 5
6 9 7 6 4 8 6 7 5 7 9 8 3 8 6 5 3 7 7 8 3 7 5
6 5 9 3 6 5 7 8 5 3 8 4 9 7 5 4 9 3 7 8 8 4 7
4 5 3 8 5 7 9 5 4 6 8 8 5 9 6 3 9 5 7 3 5 8 9

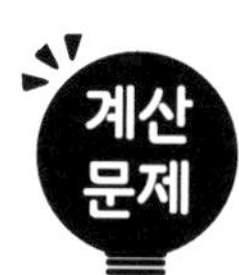

적합한 숫자나 기호(+, -, ×, ÷)를 (   ) 안에 넣으시오.

7+16-8=(   )
26-4+4=(   )
3×7+18=(   )
6+17-9=(   )
9-3+14=(   )
8+17-7=(   )
7+9(   )11=5
22-8-6=(   )
16+4+5=(   )
14×2+7=(   )
18÷3+7=(   )
18+7+8=(   )
3(   )7-19=2
13+6+14=(   )
28÷4+3=(   )
17+8+9=(   )
7(   )8-12=3
12÷4+7=(   )
24(   )8+5=8
9+17+8=(   )

15+8-14=(   )
16-14+8=(   )
24+8-14=(   )
28÷4+15=(   )
27-8-12=(   )
24(   )4+12=18
13-7+14=(   )
3×11-17=(   )
14+9+17=(   )
19+6-15=(   )
28÷4+13=(   )
13(   )2-14=12
9+18-14=(   )
5+17-14=(   )
8(   )17-14=11
18÷2+12=(   )
3×12(   )11=25
8+12-14=(   )
4+18-16=(   )
14×2-13=(   )

18+5+12=(   )
18-7+15=(   )
18+15+6=(   )
17+16+8=(   )
28÷2+18=(   )
6+14+26=(   )
23+7-18=(   )
26-4-13=(   )
26-14(   )8=20
8+14-14=(   )
7+19+16=(   )
7(   )16-15=8
13×2-12=(   )
3×8+13=(   )
12×4+11=(   )
13+12-7=(   )
18(   )6+14=17
14×3-15=(   )
12(   )4-17=31
19-8+17=(   )

월 일

$3\times8=17(\quad)7$

$14+4=6(\quad)3$

$7+2=18(\quad)2$

$12(\quad)5=4+3$

$12-5=(\quad)\div2$

$11-8=(\quad)\div9$

$13-7=(\quad)\div4$

$5+2=12(\quad)5$

$12\div3=(\quad)\div8$

$11-8=(\quad)\div9$

$(\quad)+7=12+6$

$12+6=(\quad)\times6$

$13+6=(\quad)+9$

$(\quad)\div6=11-8$

$3(\quad)12=9+6$

$11+4=(\quad)\times5$

$15+7=(\quad)+5$

$13+(\quad)=3\times7$

$14-7=3(\quad)4$

$3\times6=12+(\quad)$

$15-8=(\quad)\div3$

$6\times6=(\quad)+17$

$3\times8=12+(\quad)$

$12\times3=(\quad)+9$

$36(\quad)4=17-8$

$19(\quad)8=9\times3$

$7(\quad)4=21+7$

$24-7=(\quad)+6$

$21-6=(\quad)+4$

$2+12=(\quad)-7$

$17-8=5+(\quad)$

$(\quad)\div7=12-8$

$8\times(\quad)=18+6$

$4\times(\quad)=16\times2$

$19(\quad)7=5+7$

$(\quad)+8=9+14$

$(\quad)-6=15-7$

$7(\quad)12=10+9$

$(\quad)-4=15-9$

$16-8=(\quad)+3$

$2(\quad)9+8=17+9$

$7(\quad)9-3=19-6$

$6\times(\quad)+6=18+6$

$19-5=7+(\quad)$

$12+16-4=4\times(\quad)$

$13+8=3\times(\quad)+3$

$12\times(\quad)+12=6\times6$

$(\quad)-5=14-4$

$(\quad)\div3=4\div2+3$

$2\times6+(\quad)=13+8$

$25\div5+2=(\quad)\div4$

$27-4-5=12+(\quad)$

$18+3-16=(\quad)\div8$

$18\div6+2=(\quad)\div4$

$6+4+6=9(\quad)7$

$6+(\quad)=9-2+5$

$6+(\quad)=12+4$

$17-3=2\times5+(\quad)$

$6(\quad)3=26-5-3$

$2\times7(\quad)8=6+16$

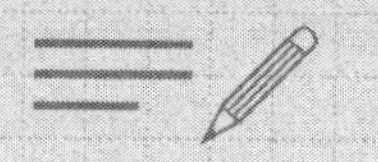

6개 칸은 1부터 6까지, 9개 칸은 1부터 9까지 가로, 세로 중복되지 않게 순서에 상관없이 공란에 기입한다.

3					2
1		2			6
	2	6		1	
	5				1
6		1	4		
	1		2		3

		3	6		4
4		6		5	1
	4		5		
2				3	
	3		4		
3		5		4	

	3		2		1
2				1	
4		5	1		6
	5			6	
	1		6		
6		1		5	

	9		2	7		4		6
9	6		8	4		1	5	
7		9	6		5	8		1
	8	4		6	9		7	5
4	1		3	8		5		
1		3	9			2	6	
	2			9	3			8
8		1	7	3		9	4	
6		8	5		4		2	9

3	1		8		9	4		6
1		3	6			2	9	
	4	8		1	3		5	9
8	6		4		5	9		2
		7		9		6		
2	9		7		8		1	5
	2	6		8		5	3	
9		2	5			1		3
7	5		3	2	4		6	1

	2			1	3
3		4		5	
					5
	1		3	6	
2			1		6
6		1			4

	5	4			
6			4		1
	1				5
	4			6	
5		1	3		6
3			1	2	

	2	1			4
1			5	2	
3	6		1		2
		6			
		4		3	1
6				1	

2	8		1	6		3	7	
6		8		1	4		2	9
	1		3		2	5		7
1		3		5		2	6	
7	4		6		5		3	1
	6	2		4		1		3
3		5			1	4		
8	5		7	3	6		4	2
	2	7		9		6		8

5		7		9	2		4	8
		4	7		8	3		5
3	1		8	7		4	2	
	7	2		4	6			3
4		6	9			5	3	
	6		4	3		9		2
6	4	8		1	3		5	9
		3	6		7	2		
7	5		3	2			6	1

해답은 다음 페이지에 있습니다.

추리 문제 해답

◀ 18페이지 해답

3	6	4	1	5	2
1	4	2	5	3	6
5	2	6	3	1	4
2	5	3	6	4	1
6	3	1	4	2	5
4	1	5	2	6	3

1	5	3	6	2	4
4	2	6	3	5	1
6	4	2	5	1	3
2	6	4	1	3	5
5	3	1	4	6	2
3	1	5	2	4	6

5	3	6	2	4	1
2	6	3	5	1	4
4	2	5	1	3	6
1	5	2	4	6	3
3	1	4	6	2	5
6	4	1	3	5	2

3	9	5	2	7	1	4	8	6
9	6	2	8	4	7	1	5	3
7	4	9	6	2	5	8	3	1
2	8	4	1	6	9	3	7	5
4	1	6	3	8	2	5	9	7
1	7	3	9	5	8	2	6	4
5	2	7	4	9	3	6	1	8
8	5	1	7	3	6	9	4	2
6	3	8	5	1	4	7	2	9

3	1	5	8	7	9	4	2	6
1	8	3	6	5	7	2	9	4
6	4	8	2	1	3	7	5	9
8	6	1	4	3	5	9	7	2
5	3	7	1	9	2	6	4	8
2	9	4	7	6	8	3	1	5
4	2	6	9	8	1	5	3	7
9	7	2	5	4	6	1	8	3
7	5	9	3	2	4	8	6	1

19페이지 해답 ▶

5	2	6	4	1	3
3	6	4	2	5	1
1	4	2	6	3	5
4	1	5	3	6	2
2	5	3	1	4	6
6	3	1	5	2	4

2	5	4	6	1	3
6	3	2	4	5	1
4	1	6	2	3	5
1	4	3	5	6	2
5	2	1	3	4	6
3	6	5	1	2	4

5	2	1	3	6	4
1	4	3	5	2	6
3	6	5	1	4	2
4	1	6	2	5	3
2	5	4	6	3	1
6	3	2	4	1	5

2	8	4	1	6	9	3	7	5
6	3	8	5	1	4	7	2	9
4	1	6	3	8	2	5	9	7
1	7	3	9	5	8	2	6	4
7	4	9	6	2	5	8	3	1
9	6	2	8	4	7	1	5	3
3	9	5	2	7	1	4	8	6
8	5	1	7	3	6	9	4	2
5	2	7	4	9	3	6	1	8

5	3	7	1	9	2	6	4	8
2	9	4	7	6	8	3	1	5
3	1	5	8	7	9	4	2	6
9	7	2	5	4	6	1	8	3
4	2	6	9	8	1	5	3	7
8	6	1	4	3	5	9	7	2
6	4	8	2	1	3	7	5	9
1	8	3	6	5	7	2	9	4
7	5	9	3	2	4	8	6	1

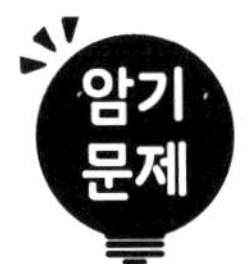

제시된 단어를 3분간 외운 다음 종이로 가리고 밑의 기록란에 순서와 관계없이 생각나는 대로 5분 이내에 적기 바랍니다.

타이 팝콘 후추 훈장 팬츠 서당 감투 부고 서리 애창곡
양지꽃 청첩장 포인트 원숭이 강서구 신생아 라오스
채식가 라인강 다시마 타래실 교통비 영흥사 감탄문
패잔병 단골손님 패랭이꽃

기록란

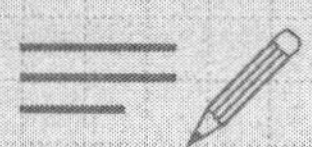

적합한 숫자나 기호(+, -, ×, ÷)를 (   ) 안에 넣으시오.

12+8-9=( )	3×12-17=( )	27-8-12=( )
14-7+4=( )	16+7+18=( )	19-15+7=( )
12÷6( )7=9	28-6-14=( )	7+11-15=( )
16÷4+6=( )	28÷4+15=( )	8+19-17=( )
17+9-7=( )	5×4+15=( )	9+18-14=( )
3( )6-12=6	8( )13-18=3	13×3-14=( )
3×12-7=( )	17+6+14=( )	8+17-14=( )
28( )7+3=7	9+24+16=( )	13×2+15=( )
17+6+4=( )	18( )2-17=19	14+12-9=( )
8( )7-13=2	3×12-14=( )	12( )3+14=18
12÷2+7=( )	7+12-16=( )	13×3-15=( )
9+26-12=( )	12×2-18=( )	16+7-18=( )
9+18+8=( )	13×3-15=( )	17( )9-14=12
7+16-8=( )	16( )8+13=15	16+4+12=( )
16( )4+5=9	27-14+5=( )	18-9+14=( )
4×7+13=( )	23+4-13=( )	15( )12+8=11
7+15-7=( )	28÷4+12=( )	24+15+3=( )
9-6+18=( )	14-8+16=( )	26÷2+12=( )
6+14+7=( )	24( )6+15=19	3( )13-14=25
4×8-25=( )	4+16+15=( )	16-8+12=( )

월 일

( )+7=12×2	( )+8=12+9	18+9-6=7×( )
16( )2=3×6	16( )3=6+7	24-3=6( )3+3
8+12=( )+9	( )+15=9×3	2×6+( )=21-7
12+3=( )-4	3( )7=15+6	8( )4-8=27-3
12-2=5( )2	( )÷5=2×3	17-2=4+( )
6×4=12+( )	16( )5=9+2	( )+3=21-8
6×4=12( )2	23+13=6( )6	( )÷2=4+3
6×4=( )+16	7-4=( )÷5	6( )3-4=21-7
12+7=( )-6	13-9=( )÷3	( )+2=12+8
3×7=( )+14	12-5=( )÷4	( )+7=5×5-4
( )÷4=12-8	18-6=( )+5	12-8=( )÷5
( )÷2=3+11	( )+4=13+3	2+3=( )÷7
13-7=( )÷6	( )×7=13+8	13-4=( )÷3
( )÷5=4+4	3×( )=19+8	18-11=( )÷4+4
( )-3=16+4	17-6=8( )3	( )+13=24-7
18( )2=14+2	18-6=( )+5	16( )4=5+7
4( )13=19-2	7+18=5( )5	3( )4+5=12+5
3( )5=12+3	13( )6=4+3	8( )15=5+18
( )+13=3×8	2( )8=12+4	9+12=5+( )
( )+8=3+12	3( )9=17-5	22+3=8+( )

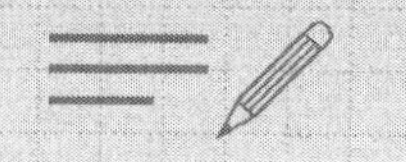

6개 칸은 1부터 6까지, 9개 칸은 1부터 9까지 가로, 세로 중복되지 않게 순서에 상관없이 공란에 기입한다.

2			6		
	2		3		4
1				3	
4		5			3
	3			2	5
3		4		5	

	4			2	
3				5	2
	5		4		6
5				1	
2		3	5		
	2			6	3

	1		5		6
	3		1	4	
2		1			
5	2		6		1
		2		1	
				5	3

1	8		2		9	3		5
9		3		5	8			4
3	1		4			5		
	3	8		1	4		2	9
7		1	8		6	9		
2	9		3	7			8	6
	2	7		9		6	1	
8		2	9		7	1		3
6	4		7		5		3	1

5	3		1		2	6		8
	9	4		6	8		1	5
7		9		2		8		
	2		9		1		3	7
9		2		4	6			3
3	1		8	7		4	2	
		8	2		3	7		
1		3		5	7		9	4
8	6		4	3		9	7	2

		1			6
6			3		4
4		3		5	
	3				5
3		2	6		
	1		2		3

			6	2	
2		6		5	1
	2		1		
3		1			
	3		2		6
4		2		1	

3		4			
	4		3		2
2		3		1	
		6			1
1			4	6	
	2	5			6

2		5	3		1		8	6
9	7		1	5		2	6	
	2			9	3		1	8
8		2	9		7	1		3
	4	9		2		8	3	
3	1		4		2		9	7
1		4	2		9	3		
	5			3			4	2
5	3		6		4		2	9

5	4		2	1		7	6	9
2		5	8		9	4		6
	9	4		6	8		2	
4	3		1	9		6		8
		1	4		5		8	
3	2			8	1		4	7
		9	3			8		1
9		3		5	7		1	
8	7		5		6		9	3

해답은 다음 페이지에 있습니다.

추리 문제 해답

◀ 24페이지 해답

2	5	3	6	4	1
5	2	6	3	1	4
1	4	2	5	3	6
4	1	5	2	6	3
6	3	1	4	2	5
3	6	4	1	5	2

6	4	1	3	2	5
3	1	4	6	5	2
1	5	2	4	3	6
5	3	6	2	1	4
2	6	3	5	4	1
4	2	5	1	6	3

4	1	3	5	2	6
6	3	5	1	4	2
2	5	1	3	6	4
5	2	4	6	3	1
3	6	2	4	1	5
1	4	6	2	5	3

1	8	4	2	6	9	3	7	5
9	7	3	1	5	8	2	6	4
3	1	6	4	8	2	5	9	7
5	3	8	6	1	4	7	2	9
7	5	1	8	3	6	9	4	2
2	9	5	3	7	1	4	8	6
4	2	7	5	9	3	6	1	8
8	6	2	9	4	7	1	5	3
6	4	9	7	2	5	8	3	1

5	3	7	1	9	2	6	4	8
2	9	4	7	6	8	3	1	5
7	5	9	3	2	4	8	6	1
4	2	6	9	8	1	5	3	7
9	7	2	5	4	6	1	8	3
3	1	5	8	7	9	4	2	6
6	4	8	2	1	3	7	5	9
1	8	3	6	5	7	2	9	4
8	6	1	4	3	5	9	7	2

25페이지 해답 ▶

2	4	1	5	3	6
6	2	5	3	1	4
4	6	3	1	5	2
1	3	6	4	2	5
3	5	2	6	4	1
5	1	4	2	6	3

5	1	3	6	2	4
2	4	6	3	5	1
6	2	4	1	3	5
3	5	1	4	6	2
1	3	5	2	4	6
4	6	2	5	1	3

3	1	4	6	2	5
6	4	1	3	5	2
2	6	3	5	1	4
5	3	6	2	4	1
1	5	2	4	6	3
4	2	5	1	3	6

2	9	5	3	7	1	4	8	6
9	7	3	1	5	8	2	6	4
4	2	7	5	9	3	6	1	8
8	6	2	9	4	7	1	5	3
6	4	9	7	2	5	8	3	1
3	1	6	4	8	2	5	9	7
1	8	4	2	6	9	3	7	5
7	5	1	8	3	6	9	4	2
5	3	8	6	1	4	7	2	9

5	4	8	2	1	3	7	6	9
2	1	5	8	7	9	4	3	6
1	9	4	7	6	8	3	2	5
4	3	7	1	9	2	6	5	8
7	6	1	4	3	5	9	8	2
3	2	6	9	8	1	5	4	7
6	5	9	3	2	4	8	7	1
9	8	3	6	5	7	2	1	4
8	7	2	5	4	6	1	9	3

제시된 단어를 3분간 외운 다음 종이로 가리고 밑의 기록란에 순서와 관계없이 생각나는 대로 5분 이내에 적기 바랍니다.

영양 형사 안경 갈치 엄지 웃돈 호두 가장 지네 영업소
조각가 지름길 워싱턴 뻐꾸기 도마뱀 산수유 베이컨
목공소 공민왕 경매인 협심증 도봉산 월미도 장애물
경범죄 지느러미 금융시장

기록란

3 일(회)

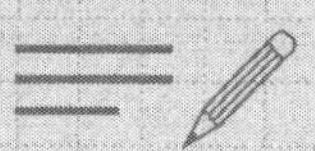

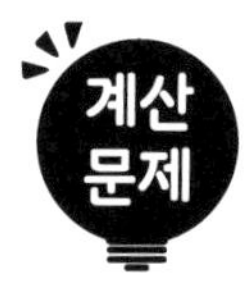

적합한 숫자나 기호(+, -, ×, ÷)를 (　　) 안에 넣으시오.

17-9+3=(　　)

4(　　)6-19=5

8(　　)7-13=2

12÷6+7=(　　)

7+12+4=(　　)

7(　　)4-23=5

22-5-4=(　　)

17+5-7=(　　)

13×6-7=(　　)

16÷2+7=(　　)

3×12-4=(　　)

28÷2×3=(　　)

18÷2+16=(　　)

24÷8+7=(　　)

9+17+2=(　　)

5+17-9=(　　)

16(　　)2-5=3

4×8-15=(　　)

7+17-7=(　　)

27(　　)9+6=9

2(　　)14-19=9

7+16-15=(　　)

2(　　)16-13=19

6+14-16=(　　)

28÷7+17=(　　)

3+15(　　)12=6

3×13-15=(　　)

15+6+12=(　　)

19(　　)3-13=3

16÷4+12=(　　)

12(　　)3+14=18

9+8+14=(　　)

13+15-8=(　　)

8+18-16=(　　)

14(　　)5-17=53

17+9-14=(　　)

17-14(　　)7=10

11-4+16=(　　)

28÷4+12=(　　)

16÷2+14=(　　)

8+17-14=(　　)

14×2-12=(　　)

12÷4+14=(　　)

13×3-13=(　　)

7+17+15=(　　)

12-7(　　)12=17

26-5-15=(　　)

26-14+8=(　　)

9+14-16=(　　)

8+17+14=(　　)

9+16-18=(　　)

18(　　)6+4=7

13×4-14=(　　)

12(　　)3-17=19

14-9+14=(　　)

18(　　)6+14=17

17-6+14=(　　)

15(　　)12+3=6

12+15-8=(　　)

16+5-14=(　　)

월 일

19( )5=8+6	16÷( )=12-8	12+7=2( )7+5
5( )4=13-4	13+( )=4×6	2×12-6=8+( )
5+11=2( )8	( )×8=12+4	8+( )=19-2
17-5=9( )3	8( )9=12+5	3×( )=4×4+5
15+3=9( )2	17( )9=4+4	12+5=( )×5+2
11-5=8( )2	3( )8=18-7	7+( )=14+6
12+3=3( )5	12+6=9×( )	3×2+( )=16-2
18-4=7×( )	17+4=3( )7	( )-4=18-9
9+9=6( )12	12+3=( )-5	6×( )+4=19-3
6+7=18-( )	24÷2=6+( )	5×( )=12+3
( )÷7=12-7	9×( )=9+18	16-2=5+( )
8÷4=( )÷9	3( )6=9×2	18÷3=( )÷4
9+6=19-( )	6×( )=3×4	17-14=( )÷8
( )+12=6×3	14( )2=15-8	14÷2-3=( )÷6
12( )5=4+3	15-3=( )+8	( )+9=19-6
9( )7=14+2	19-4=( )+6	( )-3=12+7
2( )4=14-6	12( )3=3×5	2×( )=18-6
15+( )=7×3	12×3=( )+9	( )+9=6+15
( )+12=6×4	2( )9=12+6	12+6=3( )6
12( )3=7+8	17( )3=4×5	14+3=9+( )

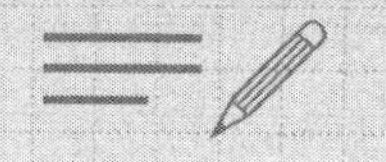

6개 칸은 1부터 6까지, 9개 칸은 1부터 9까지 가로, 세로 중복되지 않게 순서에 상관없이 공란에 기입한다.

1	3			4	
		2			3
2				5	
	2	4			
		1		6	2
5	1		6		4

	2	4			3
3		1	4		6
	1			4	
2			3	1	
		2			1
1				6	

3		5		4	
	3			6	2
	5	3			
4			3	5	
6		2			
	6	4			5

3		7		2				8
8		3	1		9		6	4
	2		7	4		8	3	
4		8			5	7		9
	4	2		6	8		5	
1	7		3	9		4	8	6
9		4	2		1	3		
	8	6		1	3		9	7
6	3		8	5		9	4	

4		8		1		7		9
1		5	2		9	4		
	4	1		3	5		8	2
9	7		1	6		3	2	
8		3	9		7	2		4
	1	7			2		5	8
	3		6	2		8	7	
2		6		8		5		7
7		2	8		6		9	3

		1	4		2
	6			3	
4			3		1
	5				4
	1	5		4	
6			5		3

2		6	4		3		1	7
6		1		3		9	5	
	2		6	1				9
1		5	3		2	4		6
	6	3		5		2	7	
3	1		5	9	4		2	8
9		4	2		1	3		
	5	2		4		1		3
5	3		7		6		4	1

	5	3		2	
			3		1
6	4				
	1		2		
5		1		6	2
2			1	3	

		2	5		3
		5		4	
5			6		
		6		5	1
6	2			3	
3		1			2

5	3		6	2		8		1
	9	6		8	1		4	7
7		2	8		6		9	
	2			1		7		9
9	7		1		8		2	5
	1	7		9		6	5	
6		1	7		5	9		2
	8			7	9		3	6
8	6		9	5		2	1	

해답은 다음 페이지에 있습니다.

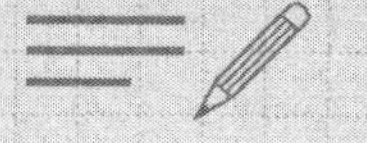

해답

◀ 30페이지 해답

1	3	5	2	4	6
4	6	2	5	1	3
2	4	6	3	5	1
6	2	4	1	3	5
3	5	1	4	6	2
5	1	3	6	2	4

3	9	7	5	2	4	6	1	8
8	5	3	1	7	9	2	6	4
5	2	9	7	4	6	8	3	1
4	1	8	6	3	5	7	2	9
7	4	2	9	6	8	1	5	3
1	7	5	3	9	2	4	8	6
9	6	4	2	8	1	3	7	5
2	8	6	4	1	3	5	9	7
6	3	1	8	5	7	9	4	2

6	2	4	1	5	3
3	5	1	4	2	6
5	1	3	6	4	2
2	4	6	3	1	5
4	6	2	5	3	1
1	3	5	2	6	4

4	2	8	5	1	3	7	6	9
1	8	5	2	7	9	4	3	6
6	4	1	7	3	5	9	8	2
9	7	4	1	6	8	3	2	5
8	6	3	9	5	7	2	1	4
3	1	7	4	9	2	6	5	8
5	3	9	6	2	4	8	7	1
2	9	6	3	8	1	5	4	7
7	5	2	8	4	6	1	9	3

3	1	5	2	4	6
5	3	1	4	6	2
1	5	3	6	2	4
4	2	6	3	5	1
6	4	2	5	1	3
2	6	4	1	3	5

31페이지 해답 ▶

5	3	1	4	6	2
2	6	4	1	3	5
4	2	6	3	5	1
1	5	3	6	2	4
3	1	5	2	4	6
6	4	2	5	1	3

2	9	6	4	8	3	5	1	7
6	4	1	8	3	7	9	5	2
4	2	8	6	1	5	7	3	9
1	8	5	3	7	2	4	9	6
8	6	3	1	5	9	2	7	4
3	1	7	5	9	4	6	2	8
9	7	4	2	6	1	3	8	5
7	5	2	9	4	8	1	6	3
5	3	9	7	2	6	8	4	1

1	5	3	6	2	4
4	2	6	3	5	1
6	4	2	5	1	3
3	1	5	2	4	6
5	3	1	4	6	2
2	6	4	1	3	5

5	3	9	6	2	4	8	7	1
2	9	6	3	8	1	5	4	7
7	5	2	8	4	6	1	9	3
4	2	8	5	1	3	7	6	9
9	7	4	1	6	8	3	2	5
3	1	7	4	9	2	6	5	8
6	4	1	7	3	5	9	8	2
1	8	5	2	7	9	4	3	6
8	6	3	9	5	7	2	1	4

4	6	2	5	1	3
1	3	5	2	4	6
5	1	3	6	2	4
2	4	6	3	5	1
6	2	4	1	3	5
3	5	1	4	6	2

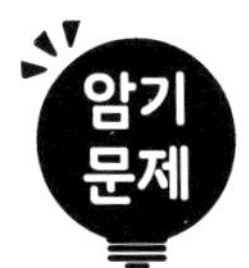

제시된 단어를 3분간 외운 다음 종이로 가리고 밑의 기록란에 순서와 관계없이 생각나는 대로 5분 이내에 적기 바랍니다.

앞니 약사 양봉 나발 메기 총재 오지 화환 전복 오층탑
참나무 농기구 초승달 확성기 광양시 뜸부기 색소폰
보증서 민들레 풋고추 취득세 가로등 카메라 진돗개
장려금 건들바람 민속음악

기록란

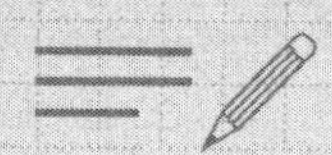

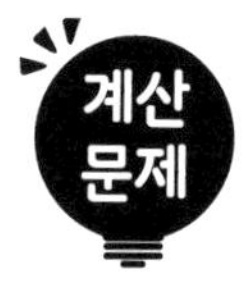

적합한 숫자나 기호(+, -, ×, ÷)를 (   ) 안에 넣으시오.

4×9-17=(   )
12÷3(   )4=8
13×3-8=(   )
17+4+7=(   )
9(   )7+12=14
3×12-4=(   )
7(   )7-11=3
17+4+5=(   )
21÷3-5=(   )
9+15+4=(   )
5+14-4=(   )
18(   )3-2=4
4(   )7-16=12
7+18-5=(   )
9-5+14=(   )
6+14+4=(   )
7×3-16=(   )
3×12-13=(   )
14+6+7=(   )
12×3+7=(   )

2×17-15=(   )
6+17-14=(   )
18÷3+17=(   )
3(   )11-13=20
9+17-14=(   )
17+5+17=(   )
12×3-16=(   )
15(   )3+14=19
9+18-17=(   )
13(   )4-18=34
17+8-15=(   )
18-15(   )4=7
17+4-12=(   )
21(   )7+14=17
28(   )9-15=4
24÷6+18=(   )
5+16-14=(   )
16-8+13=(   )
18+9-15=(   )
27-9-13=(   )

18÷6+15=(   )
13×2-13=(   )
8+17+19=(   )
7+17-16=(   )
13×3-12=(   )
9+16-15=(   )
16+4(   )13=7
17+15-7=(   )
12×2-19=(   )
28(   )4+15=22
16+8+17=(   )
18(   )9+17=26
14+17+3=(   )
12+13-7=(   )
24÷(   )+16=19
7+13+16=(   )
12-7+13=(   )
7(   )15-14=8
26(   )13+7=9
9+14-17=(   )

월 일

18( )4=8+6	( )+8=14+7	18-9=2×( )+3
12+( )=3×6	9+( )=17+8	11+2=4×( )+5
4×6=( )+14	12( )3=18-3	12+( )=19+7
3+9=17-( )	6×( )=18×2	2×( )+3=12+5
16-4=6( )6	( )÷6=14-9	14+5=( )+6
12+3=4+( )	( )÷8=18÷9	18( )10=16-8
16-7=3( )3	13-8=18-( )	( )+12=5+16
13+5=3×( )	5×4=( )+12	( )÷3+3=13-2
12-8=8( )2	17-4=( )+8	( )÷4=16-9
3×3=( )÷2	4×4=9+( )	( )÷7=10÷5+2
( )÷4=8÷2	19-8=4+( )	4×4+3=5+( )
12-8=( )÷6	11+( )=7+8	17-8=( )÷4+3
2+3=( )÷5	3×( )=21-3	6×3=15+( )
( )÷6=6-4	12+( )=15+8	6×2+3=6+( )
4( )3=17-5	17-3=( )+6	( )+8=12×2
8×3=16+( )	15-4=6+( )	18-( )=5×3
7+( )=12+4	16-4=3( )9	( )+8=8×2+3
9( )6=12+3	6+15=( )+8	( )+14=6×4
( )-6=4×3	8( )7=19-4	13+9=6( )3+4
( )-3=12+6	3( )7=14+7	13+7=( )+14

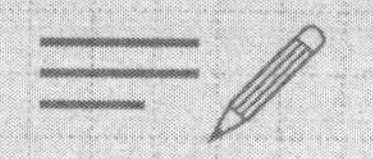

6개 칸은 1부터 6까지, 9개 칸은 1부터 9까지 가로, 세로 중복되지 않게 순서에 상관없이 공란에 기입한다.

3	6		2		1
		6		1	
				2	
	5	3			6
		5	3		2
1	4			3	

1				6	
	6		5		
2				1	5
	2	4			3
3	5			2	
		3		4	2

	2		1		3
		2		3	
	4			1	
5		3	6		2
	5				6
1		5		6	

3	8		6	1		7	2	9
9		1	3		2	4		6
	1	6		3	7		4	
1	6		4	8		5		7
		8	1		9		6	4
2	7			9	4		1	
	9	5		2				1
8		9	2		1		7	
6	2		9		8		5	3

4		9	3		5	2		1
1	3			5		8	4	
		2	5		7		9	3
3	5		2		4	1		9
9		5		4		7	3	
	4	7			3			8
8	1		7	3		6	2	5
5		1	4		6	3		
	9	3		2	8		1	4

4		3		5	2
1			4		
	1		2	6	
	4				6
6			3		
	5			4	1

2	6			1	
		6	2		1
	5				3
4	2			3	
6			3		
	1		6		5

	3		4	6	
2			1		5
	2	6			1
			5	1	
3		5		4	
			6		4

2	3		5		4	6		8
8		4		6	1		7	5
3	4		6					
	2	6		8	3		9	7
4		9	7		6	8		
6	7		9	4			5	3
	1	5		7	2		8	
7		3	1		9	2		4
5	6		8	3		9		2

5	7			3	6		2	8
		7	1		3	6		
7	9		6	5		2	4	1
4		9		2	5		1	
	2	5			1	4		3
3			2	1		7	9	
	8	2		4	7		3	9
1		6	9		2	5		
8	1		7	6		3		2

해답은 다음 페이지에 있습니다.

추리문제 해답

◀ 36페이지 해답

3	6	4	2	5	1
5	2	6	4	1	3
6	3	1	5	2	4
2	5	3	1	4	6
4	1	5	3	6	2
1	4	2	6	3	5

1	3	5	2	6	4
4	6	2	5	3	1
2	4	6	3	1	5
6	2	4	1	5	3
3	5	1	4	2	6
5	1	3	6	4	2

6	2	4	1	5	3
4	6	2	5	3	1
2	4	6	3	1	5
5	1	3	6	4	2
3	5	1	4	2	6
1	3	5	2	6	4

3	8	4	6	1	5	7	2	9
9	5	1	3	7	2	4	8	6
5	1	6	8	3	7	9	4	2
1	6	2	4	8	3	5	9	7
7	3	8	1	5	9	2	6	4
2	7	3	5	9	4	6	1	8
4	9	5	7	2	6	8	3	1
8	4	9	2	6	1	3	7	5
6	2	7	9	4	8	1	5	3

4	6	9	3	8	5	2	7	1
1	3	6	9	5	2	8	4	7
6	8	2	5	1	7	4	9	3
3	5	8	2	7	4	1	6	9
9	2	5	8	4	1	7	3	6
2	4	7	1	6	3	9	5	8
8	1	4	7	3	9	6	2	5
5	7	1	4	9	6	3	8	2
7	9	3	6	2	8	5	1	4

37페이지 해답 ▶

4	6	3	1	5	2
1	3	6	4	2	5
5	1	4	2	6	3
2	4	1	5	3	6
6	2	5	3	1	4
3	5	2	6	4	1

2	6	3	5	1	4
5	3	6	2	4	1
1	5	2	4	6	3
4	2	5	1	3	6
6	4	1	3	5	2
3	1	4	6	2	5

5	3	1	4	6	2
2	6	4	1	3	5
4	2	6	3	5	1
6	4	2	5	1	3
3	1	5	2	4	6
1	5	3	6	2	4

2	3	7	5	9	4	6	1	8
8	9	4	2	6	1	3	7	5
3	4	8	6	1	5	7	2	9
1	2	6	4	8	3	5	9	7
4	5	9	7	2	6	8	3	1
6	7	2	9	4	8	1	5	3
9	1	5	3	7	2	4	8	6
7	8	3	1	5	9	2	6	4
5	6	1	8	3	7	9	4	2

5	7	1	4	3	6	9	2	8
2	4	7	1	9	3	6	8	5
7	9	3	6	5	8	2	4	1
4	6	9	3	2	5	8	1	7
9	2	5	8	7	1	4	6	3
3	5	8	2	1	4	7	9	6
6	8	2	5	4	7	1	3	9
1	3	6	9	8	2	5	7	4
8	1	4	7	6	9	3	5	2

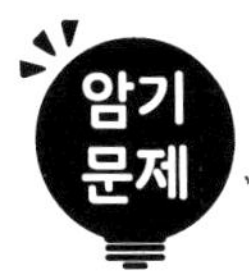

제시된 단어를 3분간 외운 다음 종이로 가리고 밑의 기록란에 순서와 관계없이 생각나는 대로 5분 이내에 적기 바랍니다.

어민 제비 홍도 간부 공책 난초 돌담 병장 살구 양묘장
두꺼비 제주도 간상배 이율곡 무김치 장난감 남동풍
살충제 무궁화 돌나물 공주시 내명부 결산서 난쟁이
진드기 고대국가 남도민요

기록란

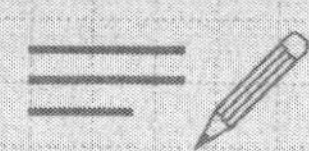

적합한 숫자나 기호(+, -, ×, ÷)를 (　　) 안에 넣으시오.

4+12-4=(　　)
18×2-4=(　　)
19+9+9=(　　)
2(　　)12-17=7
16÷2+4=(　　)
32÷8+5=(　　)
9+15+4=(　　)
5+15-6=(　　)
17+4-8=(　　)
7(　　)3-16=5
8+15-8=(　　)
9-3+15=(　　)
6+15+4=(　　)
7(　　)3-14=7
22-8-7=(　　)
14+5+3=(　　)
11×3-7=(　　)
18(　　)3+2=8
18(　　)7-8=3
9+6+16=(　　)

17-6+15=(　　)
9(　　)13-14=8
18÷3+13=(　　)
12÷2+13=(　　)
6+16-14=(　　)
2(　　)12-17=7
12×5-17=(　　)
17(　　)4-13=8
25-17+6=(　　)
14+6-12=(　　)
28÷4+12=(　　)
18(　　)9+14=16
24÷4+15=(　　)
8+16+14=(　　)
2(　　)11-13=9
15(　　)8-14=9
21-6-11=(　　)
24(　　)4+13=19
6×3+12=(　　)
9+17-14=(　　)

7+17-14=(　　)
13×2-13=(　　)
13+14-5=(　　)
21(　　)7+14=17
13×3-16=(　　)
12×3+17=(　　)
14-9+16=(　　)
16(　　)4-13=7
18-9+17=(　　)
16+14+3=(　　)
12+13+7=(　　)
24÷2+14=(　　)
7+14+14=(　　)
12-8+13=(　　)
27-8(　　)12=7
19-16(　　)8=11
9+18-13=(　　)
4(　　)14+19=37
8+12-16=(　　)
14(　　)3-15=27

월 일

17-( )=8+6	6( )3=21-3	18-4=3×( )+2
( )+3=7+7	16+( )=18+7	12+7=18+7-( )
9÷3=12( )9	8×( )=16+8	2( )6=14-6
8+13=8+( )	( )+6=18-9	6( )4=9×2+6
12+6=( )+5	14+( )=12+5	7×3=16( )5
5×3=( )+6	14-( )=15÷3	18( )3=15-9
4×3=15-( )	18+8=( )+7	2×6+( )=3×6
6÷( )=12-9	15-9=( )÷6	8×3=14+( )
12+5=4+( )	12×2=( )+14	( )×8+3=19+8
4+12=9+( )	7+12=6+( )	( )÷7+5=16-8
( )÷6=12-9	( )+4=19-3	25-4=7×( )
6×3=12+( )	( )÷4=11-6	17( )11=24÷4
12+7=( )+9	( )÷6=16-12	12×2=4( )6
7+( )=18-6	24-( )=5+14	4×3+2=18-( )
15+9=6×( )	9+12=13+( )	6( )8=19-5
19-3=2( )8	11-7=( )÷4	( )+5=15+8
9+8=12+( )	19+7=( )+12	4( )6+3=21+6
4( )3=16-4	14+3=6+( )	12÷3+( )=15-8
( )×8=14+2	8( )5=19-6	18+8=12+( )
4+( )=4×3	8( )3=16+8	14+8=7+( )

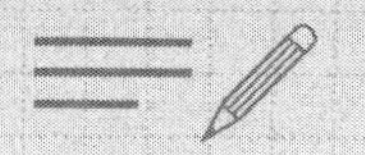

6개 칸은 1부터 6까지, 9개 칸은 1부터 9까지 가로, 세로 중복되지 않게 순서에 상관없이 공란에 기입한다.

4	2		1		
		1		5	2
	6				
	3		2		1
3				2	
1		2	4		3

	6			5	
1				2	5
	4		5		6
6				1	
3		2	6		
		4		6	3

3	1		2		
	3				
1		3		4	2
			3		5
	6	4		5	
6		2		3	

	1	5		7	2		9	6
5	7		9	4			6	
9		6	4		3	5		7
	5	9		2		8	4	
7	9		2		1		8	5
1		7		9			2	
	6		8		7	9		2
2	4		6	1		7	3	
6		3		5	9		7	4

3		9	4		5		7	1
	4	7		9		6	5	
6	9		7		8	2		4
8		5	9		1		3	
	8	2		4		1		3
2	5		3	1	4		6	9
		1	5			9	8	
9		6		8		5		7
7	1		8		9		2	5

2		4		3	
	2	6			1
6				1	
	1		2	4	
1			6		4
5					2

	4		3		2
	1	4		2	
			4		
		5		3	
2	6		5		4
5		6			1

	6	2			5
5				3	
1		6	2		3
	1			2	
	5				4
6		5		4	

2	4		6		5		3	9
	2			8		5	1	
1		7	5		4	6		8
4	6		8		7		5	2
	8	3		5			7	
		9	7		6	8		1
7	9		2	6		3	8	
	1	5		7	2		9	6
5	7		9		8	1		3

5	7		6		8		9	3
2		8		1		7	6	
		3	7		9	2		4
9	2		1	8	3		4	7
	5	9		2		8	7	
8		5	9		2	4		6
1	3			9	4		5	
		4		6		3		5
4	6		5		7	9		2

해답은 다음 페이지에 있습니다.

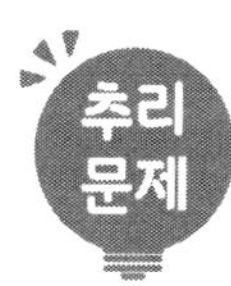

해답

◀ 42페이지 해답

4	2	5	1	3	6
6	4	1	3	5	2
2	6	3	5	1	4
5	3	6	2	4	1
3	1	4	6	2	5
1	5	2	4	6	3

4	6	3	1	5	2
1	3	6	4	2	5
2	4	1	5	3	6
6	2	5	3	1	4
3	5	2	6	4	1
5	1	4	2	6	3

3	1	5	2	6	4
5	3	1	4	2	6
1	5	3	6	4	2
4	2	6	3	1	5
2	6	4	1	5	3
6	4	2	5	3	1

8	1	5	3	7	2	4	9	6
5	7	2	9	4	8	1	6	3
9	2	6	4	8	3	5	1	7
3	5	9	7	2	6	8	4	1
7	9	4	2	6	1	3	8	5
1	3	7	5	9	4	6	2	8
4	6	1	8	3	7	9	5	2
2	4	8	6	1	5	7	3	9
6	8	3	1	5	9	2	7	4

3	6	9	4	2	5	8	7	1
1	4	7	2	9	3	6	5	8
6	9	3	7	5	8	2	1	4
8	2	5	9	7	1	4	3	6
5	8	2	6	4	7	1	9	3
2	5	8	3	1	4	7	6	9
4	7	1	5	3	6	9	8	2
9	3	6	1	8	2	5	4	7
7	1	4	8	6	9	3	2	5

43페이지 해답 ▶

2	6	4	1	3	5
4	2	6	3	5	1
6	4	2	5	1	3
3	1	5	2	4	6
1	5	3	6	2	4
5	3	1	4	6	2

6	4	1	3	5	2
3	1	4	6	2	5
1	5	2	4	6	3
4	2	5	1	3	6
2	6	3	5	1	4
5	3	6	2	4	1

3	6	2	4	1	5
5	2	4	6	3	1
1	4	6	2	5	3
4	1	3	5	2	6
2	5	1	3	6	4
6	3	5	1	4	2

2	4	8	6	1	5	7	3	9
9	2	6	4	8	3	5	1	7
1	3	7	5	9	4	6	2	8
4	6	1	8	3	7	9	5	2
6	8	3	1	5	9	2	7	4
3	5	9	7	2	6	8	4	1
7	9	4	2	6	1	3	8	5
8	1	5	3	7	2	4	9	6
5	7	2	9	4	8	1	6	3

5	7	2	6	4	8	1	9	3
2	4	8	3	1	5	7	6	9
6	8	3	7	5	9	2	1	4
9	2	6	1	8	3	5	4	7
3	5	9	4	2	6	8	7	1
8	1	5	9	7	2	4	3	6
1	3	7	2	9	4	6	5	8
7	9	4	8	6	1	3	2	5
4	6	1	5	3	7	9	8	2

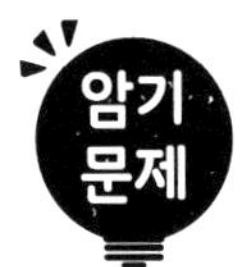

제시된 단어를 3분간 외운 다음 종이로 가리고 밑의 기록란에 순서와 관계없이 생각나는 대로 5분 이내에 적기 바랍니다.

어사 홈런 간디 독침 무관 병풍 사위 목탁 병원 안테나
주먹밥 각설탕 이월금 낚싯대 한반도 묘향산 돌고래
병아리 남원시 제분소 난봉가 공장장 올가미 결정타
주문진 거수경례 남사당패

기록란

6 일(회)

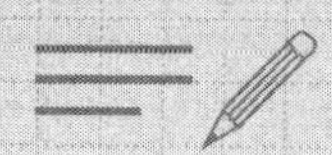

적합한 숫자나 기호(+, -, ×, ÷)를 (　　) 안에 넣으시오.

9×4+12=( )

12÷4+15=( )

7+9-12=( )

22-9-4=( )

14( )5-3=6

14×2+9=( )

16÷4+7=( )

14+5+8=( )

8( )7+12=13

4×7+3=( )

18( )3+2=8

16+5+9=( )

8+5+13=( )

12( )6+7=9

21÷7+5=( )

7+18+3=( )

3( )14-9=8

18( )2-2=7

4×9-13=( )

6+16-4=( )

18+6-18=( )

8( )13-15=6

6+16-14=( )

3( )12-12=24

14+8+17=( )

24( )8+13=16

28÷4+12=( )

5×3+12=( )

9+15-13=( )

12+5( )11=6

7( )2-8=6

18( )2+15=24

3×11+13=( )

7+14-15=( )

9+25-18=( )

13( )3-18=21

17+5-14=( )

27-17+6=( )

13( )4-13=4

28÷4+16=( )

16×2+12=( )

16+15+7=( )

14-3+13=( )

26-3( )15=8

26-15+3=( )

2( )12-15=9

8+17+19=( )

9+14-16=( )

12×3-12=( )

9+15-14=( )

13×3-16=( )

18( )12+7=13

12÷6+17=( )

17×2+18=( )

12×3+19=( )

24( )8+16=19

16( )8+13=15

18-9+17=( )

16( )12+3=7

12+17-9=( )

월 일

$(\quad)+4=14+9$

$12+(\quad)=3\times6$

$12+6=5+(\quad)$

$8-2=12(\quad)6$

$9\times3=14+(\quad)$

$2\times7=(\quad)+8$

$2\times6=18-(\quad)$

$14+2=7+(\quad)$

$15+5=4(\quad)5$

$18-4=7\times(\quad)$

$8+(\quad)=7\times3$

$18\div3=9-(\quad)$

$14-9=(\quad)\div5$

$(\quad)\div6=9\div3$

$4(\quad)3=14-2$

$9(\quad)7=14+2$

$12+(\quad)=9\times2$

$9+(\quad)=2\times6$

$8\times(\quad)=9+7$

$(\quad)+5=13+7$

$16+(\quad)=17+4$

$18(\quad)6=4\times3$

$12(\quad)5=19-2$

$4\times(\quad)=17-5$

$15(\quad)2=7+6$

$18(\quad)3=14-8$

$24\div(\quad)=13-7$

$15+7=(\quad)+8$

$3\times6=12+(\quad)$

$2\times8=18-(\quad)$

$19-4=5+(\quad)$

$7+(\quad)=15+9$

$3\times(\quad)=12\times2$

$9+(\quad)=14+8$

$19-3=(\quad)+3$

$18-3=12+(\quad)$

$9+18=3\times(\quad)$

$18-3=5(\quad)3$

$(\quad)+16=12\times2$

$17+(\quad)=16\times2$

$3\times8-6=12+(\quad)$

$4+12=7(\quad)3-5$

$13+(\quad)=19+6$

$2\times8+(\quad)=12+7$

$7\times3=(\quad)+18$

$6\times(\quad)+2=27-7$

$(\quad)+17=7+16$

$(\quad)+8=23-6$

$11\times2+(\quad)=16+9$

$19-(\quad)=4+13$

$14-5=(\quad)\div5+4$

$14\div7+8=14-(\quad)$

$13-7=(\quad)\div8+3$

$6+7=18-(\quad)$

$2(\quad)9+3=18+3$

$14\div2+(\quad)=12+3$

$6(\quad)3+2=24-4$

$(\quad)+12=16+5$

$18-4+9=14+(\quad)$

$15+8=(\quad)-3$

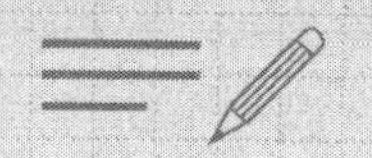

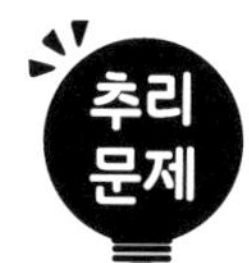

6개 칸은 1부터 6까지, 9개 칸은 1부터 9까지 가로, 세로 중복되지 않게 순서에 상관없이 공란에 기입한다.

3			2		4
6		2			1
	5	3		4	
5					
	6		1		3
4	2			1	

1			2	4	
	1	3			4
				5	1
6				3	
4	6		5		
		1		6	2

	6				5
5			6		
	5		3		4
6		5		4	2
	1	3			
1			2	5	

3		1	8		7		5	2
	4	8			5	7		9
5	8		1	6		2	7	
9		7		1	4		2	8
		5				4		6
4	7		9		8		6	3
	5	9		3		8	4	
8		6	4		3	5		7
6	9		2		1		8	5

2		9		8	5		7	1
		4	8		9	7		5
4	8		6	1		5	9	
	5	8		7	4			9
8		6	1			9	4	
	7		5	9		4		2
5	9	3		2	8		1	4
		7	2		3	1		
7	2		9	4			3	6

	3		4		6
	6			5	
4			3		5
	5				2
3			2	6	
6		2			1

	4	6			1
6	2		1		5
		2		1	
		5		4	6
3					
	1		6	2	

		3	6		
		5		4	1
2			4		
		4		3	6
3	6			1	
1		6			2

2	6		7	3	5		4	1
8		6			2	5		7
	5	8		2		7	3	
7	2		3		1		9	6
		2		5		1		
9		7	5		3		2	8
3	7		8	4		9	5	
	1	4			9	3		5
5		3	1		8		7	4

5	9		7	6			1	4
2	6			3	5		7	
		5	9		1	4		6
4	8		6	5		1	9	
	4	7			3		5	8
3		1	5		6	9		2
6	1		8			3	2	
	5	8		2	4			9
8	3		1		2		4	7

해답은 다음 페이지에 있습니다.

추리 문제 해답

◀ 48페이지 해답

3	1	5	2	6	4
6	4	2	5	3	1
1	5	3	6	4	2
5	3	1	4	2	6
2	6	4	1	5	3
4	2	6	3	1	5

1	3	5	2	4	6
5	1	3	6	2	4
2	4	6	3	5	1
6	2	4	1	3	5
4	6	2	5	1	3
3	5	1	4	6	2

3	6	2	4	1	5
5	2	4	6	3	1
2	5	1	3	6	4
6	3	5	1	4	2
4	1	3	5	2	6
1	4	6	2	5	3

3	6	1	8	4	7	9	5	2
1	4	8	6	2	5	7	3	9
5	8	3	1	6	9	2	7	4
9	3	7	5	1	4	6	2	8
7	1	5	3	8	2	4	9	6
4	7	2	9	5	8	1	6	3
2	5	9	7	3	6	8	4	1
8	2	6	4	9	3	5	1	7
6	9	4	2	7	1	3	8	5

2	6	9	4	8	5	3	7	1
6	1	4	8	3	9	7	2	5
4	8	2	6	1	7	5	9	3
1	5	8	3	7	4	2	6	9
8	3	6	1	5	2	9	4	7
3	7	1	5	9	6	4	8	2
5	9	3	7	2	8	6	1	4
9	4	7	2	6	3	1	5	8
7	2	5	9	4	1	8	3	6

49페이지 해답 ▶

5	3	1	4	2	6
2	6	4	1	5	3
4	2	6	3	1	5
1	5	3	6	4	2
3	1	5	2	6	4
6	4	2	5	3	1

2	4	6	3	5	1
6	2	4	1	3	5
4	6	2	5	1	3
1	3	5	2	4	6
3	5	1	4	6	2
5	1	3	6	2	4

4	1	3	6	2	5
6	3	5	2	4	1
2	5	1	4	6	3
5	2	4	1	3	6
3	6	2	5	1	4
1	4	6	3	5	2

2	6	9	7	3	5	8	4	1
8	3	6	4	9	2	5	1	7
1	5	8	6	2	4	7	3	9
7	2	5	3	8	1	4	9	6
4	8	2	9	5	7	1	6	3
9	4	7	5	1	3	6	2	8
3	7	1	8	4	6	9	5	2
6	1	4	2	7	9	3	8	5
5	9	3	1	6	8	2	7	4

5	9	3	7	6	8	2	1	4
2	6	9	4	3	5	8	7	1
7	2	5	9	8	1	4	3	6
4	8	2	6	5	7	1	9	3
9	4	7	2	1	3	6	5	8
3	7	1	5	4	6	9	8	2
6	1	4	8	7	9	3	2	5
1	5	8	3	2	4	7	6	9
8	3	6	1	9	2	5	4	7

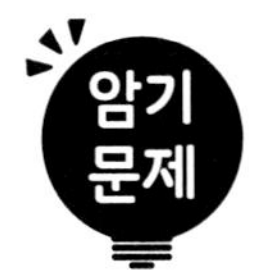

제시된 단어를 3분간 외운 다음 종이로 가리고 밑의 기록란에 순서와 관계없이 생각나는 대로 5분 이내에 적기 바랍니다.

장구 카누 홍차 한강 공항 내시 동상 무용 상고 양수기
주물공 하사금 내소사 이집트 결명자 무도회 동물원
삼각형 보리쌀 공탁금 간이역 이천시 올챙이 제작소
홍문관 동의보감 카네이션

기록란

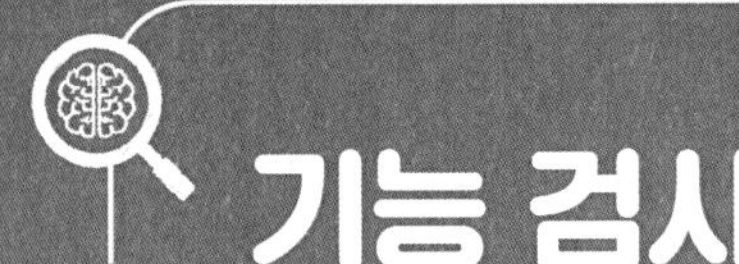

기능 검사

Speed Check-2회

☑ 숫자 읽기

아래 숫자를 숫자(예 4-사, 9-구, 3-삼, 6-육과 같이)로 끝까지 소리 내어 읽고 걸린 시간을 기록한다. [분 초]

7 8 5 6 4 4 9 6 7 4 8 4 6 9 3 5 6 4 5 8 4
5 4 7 9 8 4 9 6 3 7 3 9 6 8 5 4 7 9 3 3 4
5 8 5 8 5 4 7 8 3 6 5 4 6 7 6 9 3 5 8 7 6
8 3 4 8 6 9 4 6 7 8 3 6 9 7 6 3 9 6 8 9 9
5 3 4 7 6 9 7 9 5 7 8 4 7 6 3 9 8 4 9 7 6
3 8 5 4 6 7 9 5 8 4 7 8 5 3 9 5 7 5 8 6 4
7 9 4 6 5 7 8 6 3 8 3 5 6 8 3 7 6 3 8 8 5
5 7 6 8 3 8 5 9 3 7 9 4 8 7 3 5 8 6 7 9 4
7 8 6 5 3 7 8 6 3 8 4 7 6 9 7 3 5 6 8 3 5
9 3 5 4 7 5 8 9 4 8 6 6 8 3 7 5 3 8 4 5 8
6 5 7 9 5 6 9 4 6 9 4 5 3 4 7 8 3 7 8 7 5
8 3 3 5 4 3 6 7 3 8 5 6 6 5 8 7 9 5 9 4 7
8 9 5 3 7 4 4 9 6 8 3 5 7 8 4 3 7 5 4 9 3
8 4 9 4 5 7 4 8 4 6 9 3 5 6 4 5 8 4 5 4 7

☑ 색채 읽기

위 숫자를 숫자로 읽지 않고 색채(예 5-빨강, 6-파랑, 4-노랑, 7-빨강, 8-검정, 6-초록, 4-보라와 같이)로 소리 내어 읽는다. [분 초]

☑ 숫자 계산

숫자를 더해서 십 자리는 제하고 한 자릿수만 적는다. 예를 들어 9와 6을 더하면 15이지만 10은 제하고 5만, 6과 8을 더하면 14이지만 4만, 8과 3은 1을, 3과 7은 0을 숫자와 숫자 사이에 적는다(7. **책의 사용 방법 설명 참조**). 끝까지 한 다음 걸린 시간을 기록한다. **[분 초]**

4 5 6 5 3 9 4 6 8 3 7 9 6 9 3 7 8 7 6 5 8 7 5
6 8 4 5 8 3 8 6 7 9 5 7 9 6 7 7 4 9 5 4 6 7 9
4 3 7 4 4 9 6 6 8 3 7 5 7 6 9 3 5 7 6 9 8 3 5
6 8 7 3 8 7 3 9 5 3 4 9 5 7 4 7 8 3 9 8 7 6 8
3 7 6 4 9 5 8 5 6 5 8 4 9 3 5 4 8 3 7 9 4 7 9
4 8 3 8 5 7 9 5 3 8 5 7 9 4 5 5 9 3 4 4 6 7 5
8 9 8 5 6 5 8 6 8 3 7 5 4 9 3 5 4 5 8 6 9 3 5
6 4 7 4 4 6 5 4 5 8 3 7 8 9 5 6 5 6 4 7 8 5 4
8 6 4 5 3 8 7 8 3 8 5 8 9 7 6 3 4 8 9 7 6 8 5
7 8 9 8 3 7 8 7 6 5 9 6 4 6 9 3 4 7 9 3 4 6 7
4 6 3 8 7 4 6 3 5 8 6 3 7 5 9 8 6 5 7 9 5 6 4
9 8 7 6 5 9 6 8 3 7 8 9 4 6 9 3 4 3 7 5 8 6 5
4 9 6 3 7 5 6 9 7 6 4 8 6 7 5 7 9 8 3 8 6 5 3
7 7 8 3 7 5 6 5 9 3 6 5 7 8 5 3 8 4 9 7 5 4 9
3 7 8 8 4 7 4 5 3 8 5 7 9 5 4 6 8 8 5 9 6 3 9
5 7 3 5 8 9 4 8 3 7 8 6 9 6 9 8 6 9 5 8 4 7 6
9 7 5 3 8 5 7 6 4 8 6 7 9 5 4 6 8 9 3 5 8 3 4
9 6 5 9 7 6 5 3 9 7 6 3 8 7 6 8 7 5 3 4 7 8 9

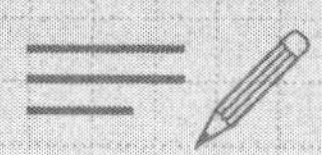

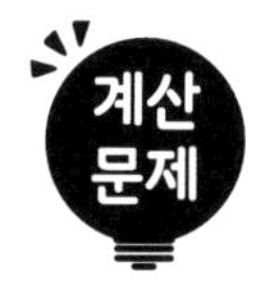

적합한 숫자나 기호(+, -, ×, ÷)를 (　　) 안에 넣으시오.

21÷3+4=(　)	4+12+13=(　)	14×2+17=(　)
18÷9+11=(　)	18(　)13+4=9	13×3-12=(　)
7(　)9-12=4	2(　)16-24=8	12(　)2-17=7
16÷4+7=(　)	7(　)12-15=4	7×3+14=(　)
24÷4+6=(　)	8+22-17=(　)	12×3-19=(　)
7+18+7=(　)	13×2-14=(　)	28(　)7+12=16
8+15-6=(　)	17+7-15=(　)	14+7+13=(　)
16+8-3=(　)	27(　)9+16=19	16-9+17=(　)
8+6(　)12=2	14+12+3=(　)	22-17(　)4=9
8+16-4=(　)	24÷2+12=(　)	22-18+7=(　)
3+13(　)8=8	16(　)8-17=7	28(　)14+4=6
4+15+6=(　)	24÷3+12=(　)	8+13+14=(　)
5(　)4-16=4	4+11+19=(　)	18(　)6+13=16
22-5-8=(　)	3×12+14=(　)	19-5-12=(　)
18+8+7=(　)	16+5+18=(　)	16-14+8=(　)
13×2+7=(　)	27-8-13=(　)	9+13-16=(　)
16(　)8+7=9	28÷7+13=(　)	8+19+14=(　)
14+9+3=(　)	3×6+14=(　)	9+17-12=(　)
6+8(　)11=3	9+17-13=(　)	4×8-12=(　)
3×12-5=(　)	14+6+12=(　)	9+17-14=(　)

월 일

6+12=(   )×3

15-9=(   )÷4

12÷2=13-(   )

6÷(   )=9÷3

3×6=(   )+8

4×2=17-(   )

(   )÷7=11-8

12+(   )=9×2

(   )+13=4×6

5(   )3=19-4

4×(   )=19-3

7(   )9=14+2

(   )+8=3×7

6×(   )=9×2

(   )×3=12+3

4+12=(   )-3

12+4=4(   )4

18-4=2×(   )

4×7=(   )+4

3(   )6=12+6

18÷2=18-(   )

12-9=(   )÷5

12÷2=(   )÷3

14÷7=(   )÷8

16-12=(   )÷4

5+(   )=24÷3

(   )÷5=12÷3

17-2=12+(   )

19-7=(   )+6

4+17=3×(   )

18-6=10(   )2

(   )+14=15+6

21(   )3=12+6

6+(   )=4×6

(   )+13=3×7

9(   )18=9×3

(   )+8=12+6

5(   )7=16-4

(   )×6=15×2

15+8=(   )+13

21(   )3+6=9+4

2(   )6+3=18-3

2×7+(   )=19+4

(   )÷6+4=13-6

16-9=(   )÷7+4

25÷5-2=(   )÷8

18÷3-3=(   )÷6

(   )×4+4=18+6

(   )-4=13+8

(   )+4=18-3

3+(   )=16+5

13×2=6+(   )

12×2+4=8+(   )

12×2=(   )+5

6+12=3×(   )

8×(   )=29-5

8+(   )=12×2-7

17-5=4×(   )

6×(   )+2=25-5

(   )×14=12+16

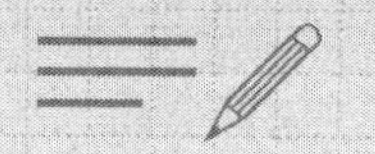

6개 칸은 1부터 6까지, 9개 칸은 1부터 9까지 가로, 세로 중복되지 않게 순서에 상관없이 공란에 기입한다.

	4			3	1
3		5	2		
	5		6	4	
4	2				
			1		
5		1		2	6

		3	6		1
5		6		1	4
	6				
1			5		
	1		2		3
6		1		2	

2		1			
	6		1		2
5		4		6	
		6			5
3			6	4	
	2	5			4

3	7		9	5		1	6	
9		8		2	5		3	1
	6		8		7	9		3
8		7		1		6	2	
5	9		2		1		8	6
	2	6		9		5		8
4		3			9	2		
1	5		7	3	6		4	2
	1	5		8		4		7

4		2	7		8		1	5
1	6			3	5			2
	8		6	5		2	9	
8			2		3	7		9
	2	4		8	1		3	
2		9	5		6	1		3
5	1		8	7		4	2	
		7		2	4		6	1
7	3		1		2	6		8

	5			6	3
4		5		3	
					2
	6		5	1	
5			2		1
3		4			5

2		1	8		7	9		3
9	4	8		2	5		3	1
	8					2	7	
1		9	7		6	8		2
	3	7		1			2	
3	7		9		8	1		4
6			3	8		4	9	
	2	6		9	3		1	8
5	9		2		1	3		6

	6				1
1			2		
	1	3			2
	4			1	
6		4	1		3
3			4	2	

2		6	3		
			1		5
	6	2			3
			2	4	
5	1			2	
3			4		2

5		4	8		3		2	6
2	7		5	4		6		
	2	5		8	4		3	7
4		3	7		2	8		
	3		1	9		2		8
3		2		5	1		9	4
9		8	3		7	4		
	6		4	3		5	7	
8	4		2		6		5	9

해답은 다음 페이지에 있습니다.

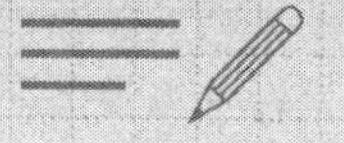

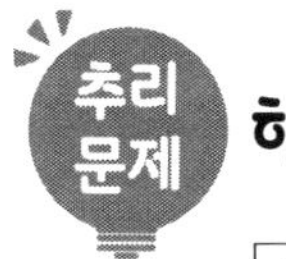

해답

◀ 56페이지 해답

6	4	2	5	3	1
3	1	5	2	6	4
1	5	3	6	4	2
4	2	6	3	1	5
2	6	4	1	5	3
5	3	1	4	2	6

3	7	2	9	5	8	1	6	4
9	4	8	6	2	5	7	3	1
2	6	1	8	4	7	9	5	3
8	3	7	5	1	4	6	2	9
5	9	4	2	7	1	3	8	6
7	2	6	4	9	3	5	1	8
4	8	3	1	6	9	2	7	5
1	5	9	7	3	6	8	4	2
6	1	5	3	8	2	4	9	7

2	5	3	6	4	1
5	2	6	3	1	4
3	6	4	1	5	2
1	4	2	5	3	6
4	1	5	2	6	3
6	3	1	4	2	5

4	9	2	7	6	8	3	1	5
1	6	8	4	3	5	9	7	2
3	8	1	6	5	7	2	9	4
8	4	6	2	1	3	7	5	9
6	2	4	9	8	1	5	3	7
2	7	9	5	4	6	1	8	3
5	1	3	8	7	9	4	2	6
9	5	7	3	2	4	8	6	1
7	3	5	1	9	2	6	4	8

2	4	1	5	3	6
4	6	3	1	5	2
5	1	4	2	6	3
1	3	6	4	2	5
3	5	2	6	4	1
6	2	5	3	1	4

57페이지 해답 ▶

1	5	2	4	6	3
4	2	5	1	3	6
6	4	1	3	5	2
2	6	3	5	1	4
5	3	6	2	4	1
3	1	4	6	2	5

2	6	1	8	4	7	9	5	3
9	4	8	6	2	5	7	3	1
4	8	3	1	6	9	2	7	5
1	5	9	7	3	6	8	4	2
8	3	7	5	1	4	6	2	9
3	7	2	9	5	8	1	6	4
6	1	5	3	8	2	4	9	7
7	2	6	4	9	3	5	1	8
5	9	4	2	7	1	3	8	6

4	6	2	5	3	1
1	3	5	2	6	4
5	1	3	6	4	2
2	4	6	3	1	5
6	2	4	1	5	3
3	5	1	4	2	6

5	1	4	8	7	3	9	2	6
2	7	1	5	4	9	6	8	3
6	2	5	9	8	4	1	3	7
4	9	3	7	6	2	8	1	5
7	3	6	1	9	5	2	4	8
3	8	2	6	5	1	7	9	4
9	5	8	3	2	7	4	6	1
1	6	9	4	3	8	5	7	2
8	4	7	2	1	6	3	5	9

2	4	6	3	5	1
6	2	4	1	3	5
4	6	2	5	1	3
1	3	5	2	4	6
5	1	3	6	2	4
3	5	1	4	6	2

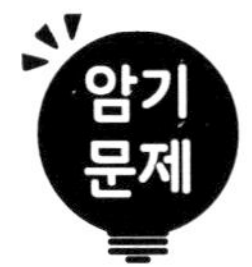

제시된 단어를 3분간 외운 다음 종이로 가리고 밑의 기록란에 순서와 관계없이 생각나는 대로 5분 이내에 적기 바랍니다.

공주 난로 독자 병어 산호 목사 베틀 사슴 성당 어부가
죽부인 제철소 낙화암 손가락 멧돼지 돈의문 산토끼
별똥별 이웃집 독수리 공작금 트럼펫 도롱뇽 홀아비
진도군 가현운동 남산타워

기록란

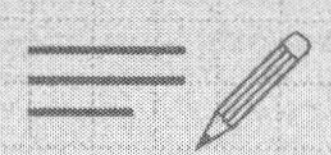

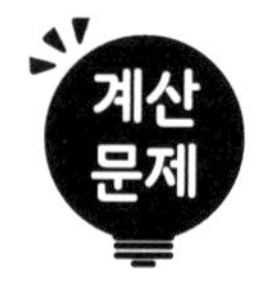

적합한 숫자나 기호(+, -, ×, ÷)를 (　　) 안에 넣으시오.

12×2-9=(　)	8+17-16=(　)	12×3+17=(　)
24÷8+6=(　)	9+24-15=(　)	12÷3+17=(　)
7+18+4=(　)	13×3-13=(　)	15-9+14=(　)
8+16-6=(　)	17+5-12=(　)	16+8-13=(　)
14(　)2-2=5	27-14+6=(　)	18-9+17=(　)
2×7+13=(　)	13+8-12=(　)	16+15+3=(　)
5(　)12-9=8	21÷3+13=(　)	11+14+7=(　)
4(　)5-15=5	17-9+13=(　)	24÷8+15=(　)
4+13+6=(　)	36(　)2-15=3	7+17+16=(　)
5×6-21=(　)	5+15+19=(　)	12-8+13=(　)
22-5-8=(　)	2(　)13-18=8	19(　)4-16=7
15(　)3+3=8	15+9+19=(　)	16-8+8=(　)
11×3-14=(　)	27-8-14=(　)	4(　)19-15=8
14÷2+16=(　)	8(　)16-17=7	5+14-17=(　)
13+9+4=(　)	3(　)12-21=15	9(　)14-16=7
9+5(　)12=2	9+18-19=(　)	13×2-12=(　)
3×12+4=(　)	14(　)7-17=4	9+14-16=(　)
18(　)6+5=8	4+7+18=(　)	13(　)3-25=14
17+4+2=(　)	12÷2+13=(　)	8(　)5+6=9
8+4+17=(　)	2×16-16=(　)	18÷6+14=(　)

월 일

$8(\quad)2=19-3$

$(\quad)\times5=18-3$

$12+5=(\quad)+2$

$7\times3=18(\quad)3$

$14+4=(\quad)\times2$

$12+4=(\quad)+3$

$12-4=2(\quad)6$

$6+17=12+(\quad)$

$12+6=3\times(\quad)$

$6\times2=17-(\quad)$

$(\quad)\div7=10-7$

$12-8=(\quad)\div3$

$3\times6=12(\quad)6$

$(\quad)\div3=2\times4$

$11+(\quad)=9\times2$

$18(\quad)5=16-3$

$2\times(\quad)=12+6$

$(\quad)+12=3\times6$

$2\times(\quad)=13+5$

$(\quad)+8=7\times3$

$16+(\quad)=14+9$

$16+(\quad)=4\times5$

$7\times(\quad)=19+2$

$12(\quad)9=16+5$

$18(\quad)4=12+2$

$5\times(\quad)=17+8$

$15-8=21(\quad)3$

$12-8=(\quad)\div4$

$21+3=3\times(\quad)$

$24\div4=15(\quad)9$

$4\times5=14(\quad)6$

$(\quad)\div4=14-11$

$(\quad)\div3=3\times2$

$4\times(\quad)=15+5$

$3\times5=17-(\quad)$

$19-3=(\quad)\times8$

$9+17=(\quad)+16$

$16+6=13+(\quad)$

$7+(\quad)=11+6$

$(\quad)+16=6\times4$

$19+4=21+8-(\quad)$

$4\times5+(\quad)=2\times11$

$3\times6-(\quad)=19-3$

$18+(\quad)=13+8$

$8+18=4\times(\quad)+2$

$6+(\quad)=16-8$

$5+(\quad)=7+16$

$11+(\quad)=19-5$

$13+(\quad)=9+8$

$4\times4+3=13+(\quad)$

$14-7=(\quad)\div5+4$

$17-13=(\quad)\div5$

$3\times2+3=(\quad)\div2$

$18-4=(\quad)\div3+8$

$17+(\quad)=3\times5+7$

$21-(\quad)=12\times2-7$

$(\quad)+5=18-6$

$9\times2+(\quad)=17+6$

$18+9=16+(\quad)$

$13+9=4\times(\quad)+2$

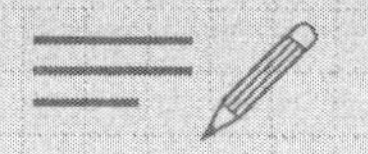

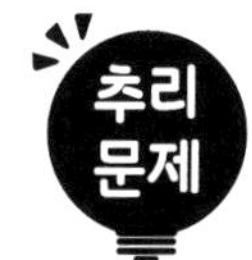

6개 칸은 1부터 6까지, 9개 칸은 1부터 9까지 가로, 세로 중복되지 않게 순서에 상관없이 공란에 기입한다.

4		6	3		1
	5			2	
5		1			2
	1			4	
6			5		
		4		3	5

1	5			4	
		6	3		5
	4		5		
2		4		5	
5	3				6
	1			6	

1			3		2
	6		5	1	
5		4			
2	5		4		3
				4	
		3		2	5

8	4		6		5	7		1
	7	3		5	8		6	
5		6		8		4		7
	8		1		9		7	
7		8		1	4		2	9
1	6		8	4		9		3
	9	5			1	3		
9		1		3	6		4	2
6	2		4	9		5	1	8

3	9		7		8	2		1
6		7		9		5		4
	7	2		4	6		3	
5	2		9			4	7	
8		9	3		4	7		6
	8	3		5	7		4	9
9	6		4	3		8	2	
		5	8		9	3		2
7		8		1		6		5

1		3		4	
		6	3		5
6				3	
	1		2	6	
5			4		6
2					3

		1	3		2
1		4		2	5
	5		2		
5					
	4		1	3	
6		3		1	

6			5	3	
	1			6	4
2			1		
	2		3		5
1		3		4	
			4		6

9	7		6		8		4	1
	2		1		3	6		5
2				7		4	6	
8	6		5	4			3	9
	3		2		4	7		
7		1		3	6		2	8
	8		7	6		3	5	
6		9	3		5	8		7
3	1	6		8	2		7	4

9		6		8		5		7
6	8		1	5	7		9	4
	5	9				8	6	
8		5		7		4		6
4	6		8		5		7	2
	9	4		6		3	1	
1		7	5		2			8
5	7		9	4		1	8	
	4	8		1	3		5	9

해답은 다음 페이지에 있습니다.

해답

◀ 62페이지 해답

4	2	6	3	5	1
1	5	3	6	2	4
5	3	1	4	6	2
3	1	5	2	4	6
6	4	2	5	1	3
2	6	4	1	3	5

8	4	9	6	2	5	7	3	1
2	7	3	9	5	8	1	6	4
5	1	6	3	8	2	4	9	7
3	8	4	1	6	9	2	7	5
7	3	8	5	1	4	6	2	9
1	6	2	8	4	7	9	5	3
4	9	5	2	7	1	3	8	6
9	5	1	7	3	6	8	4	2
6	2	7	4	9	3	5	1	8

1	5	3	6	4	2
4	2	6	3	1	5
6	4	2	5	3	1
2	6	4	1	5	3
5	3	1	4	2	6
3	1	5	2	6	4

3	9	4	7	6	8	2	5	1
6	3	7	1	9	2	5	8	4
1	7	2	5	4	6	9	3	8
5	2	6	9	8	1	4	7	3
8	5	9	3	2	4	7	1	6
2	8	3	6	5	7	1	4	9
9	6	1	4	3	5	8	2	7
4	1	5	8	7	9	3	6	2
7	4	8	2	1	3	6	9	5

1	4	6	3	5	2
3	6	2	5	1	4
5	2	4	1	3	6
2	5	1	4	6	3
6	3	5	2	4	1
4	1	3	6	2	5

63페이지 해답 ▶

1	5	3	6	4	2
4	2	6	3	1	5
6	4	2	5	3	1
3	1	5	2	6	4
5	3	1	4	2	6
2	6	4	1	5	3

9	7	3	6	5	8	2	4	1
4	2	7	1	9	3	6	8	5
2	9	5	8	7	1	4	6	3
8	6	2	5	4	7	1	3	9
5	3	8	2	1	4	7	9	6
7	5	1	4	3	6	9	2	8
1	8	4	7	6	9	3	5	2
6	4	9	3	2	5	8	1	7
3	1	6	9	8	2	5	7	4

4	6	1	3	5	2
1	3	4	6	2	5
3	5	6	2	4	1
5	1	2	4	6	3
2	4	5	1	3	6
6	2	3	5	1	4

9	2	6	4	8	1	5	3	7
6	8	3	1	5	7	2	9	4
3	5	9	7	2	4	8	6	1
8	1	5	3	7	9	4	2	6
4	6	1	8	3	5	9	7	2
7	9	4	2	6	8	3	1	5
1	3	7	5	9	2	6	4	8
5	7	2	9	4	6	1	8	3
2	4	8	6	1	3	7	5	9

6	4	2	5	3	1
3	1	5	2	6	4
2	6	4	1	5	3
4	2	6	3	1	5
1	5	3	6	4	2
5	3	1	4	2	6

제시된 단어를 3분간 외운 다음 종이로 가리고 밑의 기록란에 순서와 관계없이 생각나는 대로 5분 이내에 적기 바랍니다.

운석 정종 튀김 가위 도시 벼루 산소 면양 버선 양명학
공병단 에디슨 정족수 쌍안경 벨기에 트렁크 용문산
도둑놈 사인암 벙어리 주꾸미 꾀꼬리 유인원 현미경
꽃나무 덧저고리 귀뚜라미

기록란

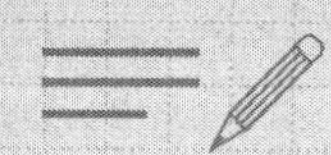

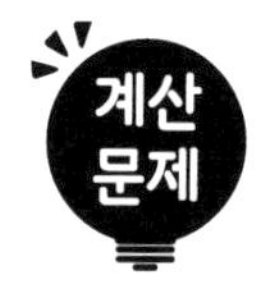

적합한 숫자나 기호(+, -, ×, ÷)를 (　　) 안에 넣으시오.

3+17-4=(　)	21÷3+18=(　)	11+14+3=(　)
9-6+18=(　)	19-8+12=(　)	12(　)2+13=19
8+17+5=(　)	14÷2+11=(　)	2(　)12-16=8
5×8-24=(　)	5+12+19=(　)	15-8+13=(　)
15(　)5+2=12	3×12-12=(　)	17+7-12=(　)
9+16-7=(　)	17+5-15=(　)	18+7+13=(　)
15+3-2=(　)	27-18+6=(　)	19(　)7+17=29
5×6+16=(　)	13+4-12=(　)	12+14+3=(　)
16(　)4+5=9	7+15(　)15=7	14×2-18=(　)
24÷8+9=(　)	9+24-17=(　)	11×3-19=(　)
2×12-4=(　)	15+4+17=(　)	3(　)17-14=37
21÷7×4=(　)	3+27+18=(　)	14×2-16=(　)
17(　)7-6=4	18(　)6+14=17	14(　)15-7=22
8+5+12=(　)	2×16-13=(　)	12÷3+17=(　)
9+17+7=(　)	13×3-14=(　)	15-9+16=(　)
14(　)7+2=9	15+5+18=(　)	28(　)14+7=9
12×2+9=(　)	27(　)8-13=6	4+15(　)15=4
32÷4+9=(　)	18÷3+11=(　)	6+17+19=(　)
18(　)9+6=8	5(　)4-16=4	3×12-16=(　)
6(　)9-12=3	7+18-12=(　)	16(　)4+12=16

월 일

19-( )=8×2	17-( )=4×2	24÷2=18-( )
6( )3=14+4	18+( )=15+7	7+12=( )+5
8+9=12+( )	4( )6=16+8	2×6+( )=19-2
4×2=16-( )	4( )7=16-5	2×( )+4=27-5
17-2=8+( )	12+( )=5×3	5×5-7=12+( )
9-4=13-( )	( )-3=18-4	2×6+( )=16+3
3×6=( )×9	13+6=12+( )	18÷3+( )=4+16
17+7=13+( )	2×8=( )+8	( )-5=17-3
2×7=19-( )	19-4=( )+6	( )÷4+5=18-9
3×7=12+( )	15+2=( )-3	( )÷7+3=14-8
( )+7=12+6	18-7=6+( )	15÷5+8=8+( )
4×5=15( )5	16( )4=12-8	9+7=2×7+( )
6×4=15+( )	2( )6=17-5	17+3=( )+12
3×3=17-( )	( )÷3=15-9	16+8=( )+7
14+( )=3×7	16+5=( )+14	7+9-( )=18-7
18-( )=4×3	18-4=7( )2	16( )8=5+3
( )+5=3×6	9+17=13( )2	3( )4+2=18-4
6( )2=16-4	18-6=2×( )	18( )2+12=6+15
9+( )=7×2	5+( )=12+7	18+5=3×( )+5
12+( )=3×6	18( )3=15-9	11+9=3( )4+8

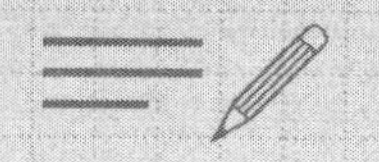

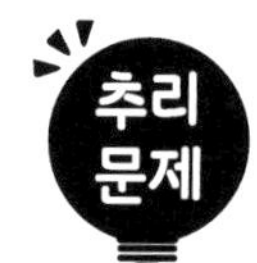

6개 칸은 1부터 6까지, 9개 칸은 1부터 9까지 가로, 세로 중복되지 않게 순서에 상관없이 공란에 기입한다.

3		5		4	1
	2		4		
2			1	3	
	3				4
4			3		
	4			2	5

	7	9		2	6		8	3
9	2		8	6			3	
7		2	6		8	3		5
	8	1		3		2	9	
2	4		1		3		5	9
4		8		1			7	
	1		7		9	4		6
3		7		9	4		6	1
1	3		9	7		6	4	

	6	1			5
	3		1	6	
					6
	5			2	
4		3	6		1
6			2	1	

	2	6			5
1			6	4	
5	3		4		6
		5		6	
		2			1
2				5	

5		6		8				3
3		4	2		9		7	1
	3		6	1		9	2	
2		3			8	4		
	5	1		3	6		4	7
6	2		5	9		8	1	4
4		5	3		1	6		
	6	2		4	7		5	8
8	4		7	2		1	3	

	4		5		6
	2			1	
4			1		2
	3				5
5		4		6	
3			6		1

	1	3			6
6	3		1		2
				6	
5		4			1
		6		5	
	6		4	1	

		1	5		4
		5		6	
2			1		
		6		1	3
3	6			5	
1		2			5

3	8		5	7			9	
6	2					9	3	7
		6	1		7	2		9
2	7		4		1		8	
	1	3		9			2	6
1		8	3		9	4		2
4	9		6	8		7	1	
	3	5		2	6		4	8
9	5		2		8	3		1

6	3		8		9		2	7
3		7		1		2	8	
		3	1		2	7		9
5	2		7	3	8		1	6
	7	5		8		9	6	
4		8	6		7	3		5
7			9	5			3	
	8	6		9		1		3
9	6		2		3	8		1

해답은 다음 페이지에 있습니다.

추리 문제 해답

◀ 68페이지 해답

3	6	5	2	4	1
5	2	1	4	6	3
2	5	4	1	3	6
6	3	2	5	1	4
4	1	6	3	5	2
1	4	3	6	2	5

5	7	9	4	2	6	1	8	3
9	2	4	8	6	1	5	3	7
7	9	2	6	4	8	3	1	5
6	8	1	5	3	7	2	9	4
2	4	6	1	8	3	7	5	9
4	6	8	3	1	5	9	7	2
8	1	3	7	5	9	4	2	6
3	5	7	2	9	4	8	6	1
1	3	5	9	7	2	6	4	8

2	6	1	4	3	5
5	3	4	1	6	2
3	1	2	5	4	6
1	5	6	3	2	4
4	2	3	6	5	1
6	4	5	2	1	3

5	1	6	4	8	2	7	9	3
3	8	4	2	6	9	5	7	1
7	3	8	6	1	4	9	2	5
2	7	3	1	5	8	4	6	9
9	5	1	8	3	6	2	4	7
6	2	7	5	9	3	8	1	4
4	9	5	3	7	1	6	8	2
1	6	2	9	4	7	3	5	8
8	4	9	7	2	5	1	3	6

4	2	6	3	1	5
1	5	3	6	4	2
5	3	1	4	2	6
3	1	5	2	6	4
6	4	2	5	3	1
2	6	4	1	5	3

69페이지 해답 ▶

2	4	1	5	3	6
6	2	5	3	1	4
4	6	3	1	5	2
1	3	6	4	2	5
5	1	4	2	6	3
3	5	2	6	4	1

3	8	1	5	7	2	6	9	4
6	2	4	8	1	5	9	3	7
8	4	6	1	3	7	2	5	9
2	7	9	4	6	1	5	8	3
5	1	3	7	9	4	8	2	6
1	6	8	3	5	9	4	7	2
4	9	2	6	8	3	7	1	5
7	3	5	9	2	6	1	4	8
9	5	7	2	4	8	3	6	1

4	1	3	5	2	6
6	3	5	1	4	2
2	5	1	3	6	4
5	2	4	6	3	1
1	4	6	2	5	3
3	6	2	4	1	5

6	3	1	8	4	9	5	2	7
3	9	7	5	1	6	2	8	4
8	5	3	1	6	2	7	4	9
5	2	9	7	3	8	4	1	6
1	7	5	3	8	4	9	6	2
4	1	8	6	2	7	3	9	5
7	4	2	9	5	1	6	3	8
2	8	6	4	9	5	1	7	3
9	6	4	2	7	3	8	5	1

6	3	1	5	2	4
4	1	5	3	6	2
2	5	3	1	4	6
5	2	6	4	1	3
3	6	4	2	5	1
1	4	2	6	3	5

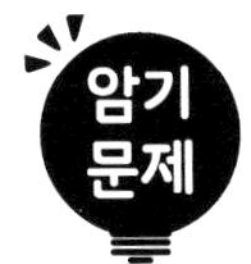

제시된 단어를 3분간 외운 다음 종이로 가리고 밑의 기록란에 순서와 관계없이 생각나는 대로 5분 이내에 적기 바랍니다.

웃음 증인 장어 고니 조기 형수 가면 도미 산골 양만춘
칠면조 에너지 조교수 공산당 산림청 베이징 세금정
모조품 특공대 가자미 도루묵 경무관 혈액원 운송장
증류수 수양버들 도토리묵

기록란

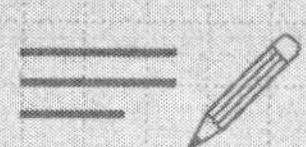

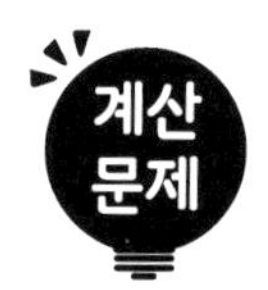

적합한 숫자나 기호(+, -, ×, ÷)를 (　　) 안에 넣으시오.

9÷3+17=(　)	13+7-13=(　)	19(　)8+11=22
7+18-6=(　)	12×3-14=(　)	16+7+13=(　)
16+5-9=(　)	27-17+3=(　)	18(　)3+17=23
4(　)13-8=9	18×2+15=(　)	12+12+7=(　)
9-5+11=(　)	13+8(　)16=5	28÷4+13=(　)
4+15+6=(　)	4×4+15=(　)	7+15+16=(　)
7×4-21=(　)	3+13+14=(　)	12(　)2-16=8
22-8(　)6=8	3×12-16=(　)	16+4-12=(　)
21÷3+5=(　)	4+27-18=(　)	13×2+6=(　)
17+4+5=(　)	18(　)2-12=24	13+17-7=(　)
8(　)9-12=5	21÷3+12=(　)	12×3+11=(　)
15÷5+18=(　)	26(　)13+7=9	5×7-13=(　)
6×5+8=(　)	19+8-13=(　)	9(　)12-15=6
16(　)2-2=6	18÷2+13=(　)	8+12+19=(　)
7(　)3-12=9	9+14(　)16=7	26-15(　)6=5
3+6+14=(　)	9+15-12=(　)	13×2-12=(　)
3×12+3=(　)	12(　)8-17=3	9+14-14=(　)
12×2+3=(　)	2(　)12-15=9	13×2-18=(　)
11×3-9=(　)	9+18-17=(　)	12×3-19=(　)
4×8-16=(　)	21+8-19=(　)	14÷7+13=(　)

월 일

18( )5=8+5	6×( )=12+6	3×6=3( )2+12
12+( )=8+9	6( )7=18-5	15+12=9+( )+7
19-5=2( )7	( )+14=9×4	8+16-( )=19-12
12+4=2×( )	12×2=15+( )	2×8+( )=12+16
4×6=14+( )	( )+12=4×6	19-4=3+( )
3×6=( )+3	( )-7=15-2	11+9-( )=19-5
3×6=9×( )	13-4=( )+8	( )+12=6+16
14+4=3( )6	14+5=16+( )	17-8+( )=6+7
2+12=2×( )	16+8=7+( )	6×2+( )=17+5
18-7=6( )5	3×7=13+( )	12-( )=12÷3+4
7+( )=17-5	19+8=( )+17	16÷2+3=6+( )
2×9=12+( )	3×( )=24÷2	19-3=( )+6
4×4=( )+7	16-( )=21÷3	12-4=( )÷2+4
12+( )=9×2	( )÷4=12-9	14-6=( )÷5+5
8×( )=6×4	16+5=3×( )	3×4+( )=18+7
( )+6=12+7	18-6=5( )7	( )-4=12+3
13+5=9( )2	9+17=( )×13	( )+4=11+6
3×( )=12+6	21-7=7×( )	8+( )=2×5+5
( )+9=7×2	8×( )=17+7	3×2+12=13+( )
3×6=12+( )	5×4=( )+12	2( )7+8=6+16

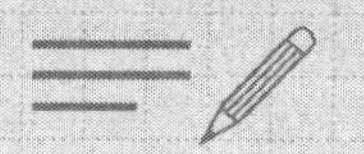

6개 칸은 1부터 6까지, 9개 칸은 1부터 9까지 가로, 세로 중복되지 않게 순서에 상관없이 공란에 기입한다.

	6			1	4
6		5	2		
	5		4		
4	1			2	
			3		
5		4		3	6

3		4		5	
5	2		3		
				3	6
	1		2		3
6	3			2	
				4	1

	4		3		5
5				6	
2		1	4		6
	1			5	
	3		2		
3		2		4	

5		4	7		8		9	6
	7	1			5	9		3
7	3		9	4		5	2	
1		9	3		4			2
		8		6		7		1
4	9		6		7		8	5
	2	5		3		4	1	
3		2	5		6	1		4
8	4		1		2		3	9

6		1	8		9	4		7
3	9			2		1	8	
		3	1		2		4	9
5	2		7		8	3		6
1		5		9		8	6	
	1	8			7			5
7	4		9	6		5	3	8
2		6	4		5	9		
	6	4		8	3		5	1

	2			1	3
3		4		5	
					5
	1		3	6	
6			5		4
2		3			6

	5	1			4
6			1		
	6				5
	2			3	
1		6	2		3
4			5	2	

	1	5			6
6			5	4	
2	5		1		4
		6		3	
		2	6		
3				1	

5	1		7	9		8	2	6
1		9	3		8	4		2
	2	5		1	4		3	
4	9		6	8		7		5
		1	4		9		8	
8	4			3	6		5	9
	8	2				6		4
9		8	2		7		6	
7	3		9		5		4	8

4		1		5		6		7
7		4	2		3	9		1
	1	8		3	7		9	
6	5		1	7		8	4	
9		6	4		5	2		3
	2	9			8		1	6
	4		9	6		7	3	
1		7		2		3		4
8		5	3		4		6	2

해답은 다음 페이지에 있습니다.

해답

◀ 74페이지 해답

3	6	2	5	1	4
6	3	5	2	4	1
2	5	1	4	6	3
4	1	3	6	2	5
1	4	6	3	5	2
5	2	4	1	3	6

3	6	4	1	5	2
5	2	6	3	1	4
1	4	2	5	3	6
4	1	5	2	6	3
6	3	1	4	2	5
2	5	3	6	4	1

1	4	6	3	2	5
5	2	4	1	6	3
2	5	1	4	3	6
4	1	3	6	5	2
6	3	5	2	1	4
3	6	2	5	4	1

5	1	4	7	2	8	3	9	6
2	7	1	4	8	5	9	6	3
7	3	6	9	4	1	5	2	8
1	6	9	3	7	4	8	5	2
9	5	8	2	6	3	7	4	1
4	9	3	6	1	7	2	8	5
6	2	5	8	3	9	4	1	7
3	8	2	5	9	6	1	7	4
8	4	7	1	5	2	6	3	9

6	3	1	8	5	9	4	2	7
3	9	7	5	2	6	1	8	4
8	5	3	1	7	2	6	4	9
5	2	9	7	4	8	3	1	6
1	7	5	3	9	4	8	6	2
4	1	8	6	3	7	2	9	5
7	4	2	9	6	1	5	3	8
2	8	6	4	1	5	9	7	3
9	6	4	2	8	3	7	5	1

75페이지 해답 ▶

5	2	6	4	1	3
3	6	4	2	5	1
1	4	2	6	3	5
4	1	5	3	6	2
6	3	1	5	2	4
2	5	3	1	4	6

2	5	1	3	6	4
6	3	5	1	4	2
3	6	2	4	1	5
5	2	4	6	3	1
1	4	6	2	5	3
4	1	3	5	2	6

4	1	5	3	2	6
6	3	1	5	4	2
2	5	3	1	6	4
5	2	6	4	3	1
1	4	2	6	5	3
3	6	4	2	1	5

5	1	4	7	9	3	8	2	6
1	6	9	3	5	8	4	7	2
6	2	5	8	1	4	9	3	7
4	9	3	6	8	2	7	1	5
2	7	1	4	6	9	5	8	3
8	4	7	1	3	6	2	5	9
3	8	2	5	7	1	6	9	4
9	5	8	2	4	7	3	6	1
7	3	6	9	2	5	1	4	8

4	3	1	8	5	9	6	2	7
7	6	4	2	8	3	9	5	1
2	1	8	6	3	7	4	9	5
6	5	3	1	7	2	8	4	9
9	8	6	4	1	5	2	7	3
3	2	9	7	4	8	5	1	6
5	4	2	9	6	1	7	3	8
1	9	7	5	2	6	3	8	4
8	7	5	3	9	4	1	6	2

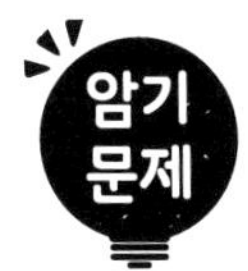

제시된 단어를 3분간 외운 다음 종이로 가리고 밑의 기록란에 순서와 관계없이 생각나는 대로 5분 이내에 적기 바랍니다.

안양 주막 호수 안동 참돔 낙타 장승 나무 변사 안식처
제트기 울주군 지참금 지팡이 목욕탕 사랑방 벽돌담
나막신 경고문 독수리 가축농 공양미 호롱불 중립국
월계수 겨드랑이 납축전지

기록란

11 일(회)

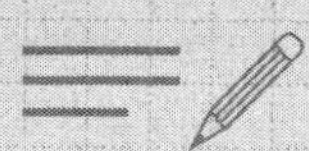

적합한 숫자나 기호(+, -, ×, ÷)를 (　　) 안에 넣으시오.

4+13+6=(　)
7(　)9-12=4
12(　)4+5=8
8÷4+12=(　)
12×3-8=(　)
14(　)2-9=19
14+7+7=(　)
13×2+3=(　)
16×2+7=(　)
13+2(　)8=7
8+4+12=(　)
3×12+5=(　)
18÷2(　)6=15
16÷8+9=(　)
9+14+7=(　)
5+14-3=(　)
16+4-2=(　)
7×4+16=(　)
9+16-8=(　)
9(　)2-15=3

14×2-11=(　)
8+14+19=(　)
2(　)12-17=7
2×16+15=(　)
6+14-13=(　)
9+14-15=(　)
16÷4+18=(　)
19-3-13=(　)
18(　)2-4=5
5×5-14=(　)
4+15-15=(　)
16(　)8+17=19
9+9+18=(　)
18÷3+11=(　)
13(　)2-17=9
18÷3+15=(　)
27-18+8=(　)
13(　)2-13=13
21(　)7+13=16
21-5+13=(　)

3+14+16=(　)
12(　)6+14=16
16÷4+12=(　)
12÷6+17=(　)
13×2-15=(　)
12×3-19=(　)
22(　)11+7=9
9+13-16=(　)
7+19(　)19=7
6+17-16=(　)
17(　)4-12=56
9+13-14=(　)
13×3-16=(　)
13+15-7=(　)
19-9+12=(　)
16+7+13=(　)
18-8+17=(　)
16+12+3=(　)
22-15+7=(　)
12×2+12=(　)

월 일

6+7=19-( )	12+6=3( )6	( )+12=3×6+2
9+8=12+( )	18-5=( )+3	3×4+( )=21-4
7+17=9+( )	6+13=15( )4	2×6( )9=15+6
( )÷2=4×3	14-9=( )÷4	2×3+14=12+( )
3×2=( )÷3	8÷2=( )÷6	18-12=( )÷5+4
12-5=( )÷3	( )÷4=13-9	14-3=15÷3+( )
( )÷4=10÷2	( )÷7=12÷3	18÷3=( )÷6+2
12+( )=16+5	16+8=14( )10	18÷3+( )=18-4
( )÷4=4+2	13+4=( )-2	4×( )+5=16+9
( )÷3=9-5	9+4=21-( )	( )+8=18-3
( )-4=18-5	21-3=( )×3	14+4+( )=8+15
11+( )=7×2	( )-2=6+9	17+9=16+( )
( )+15=3×9	17-( )=6+7	12+8=17+7-( )
17+( )=8×3	18+( )=25-4	24-3=8( )2+5
( )÷3=12-7	19( )6=6+7	6+12=7( )11
12+6=( )+5	11( )5=4+12	12+( )=19-3
13-7=( )÷3	7( )3=17+4	( )+8=12+5
7×3=16+( )	18( )2=15-6	7×3=14+( )
8÷2=( )÷5	( )-7=15-4	12+( )=3×8
3×6=16+( )	21-5=5+( )	12+( )=6+16

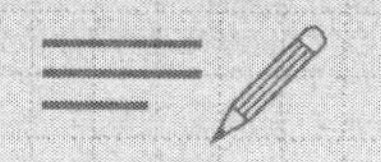

6개 칸은 1부터 6까지, 9개 칸은 1부터 9까지 가로, 세로 중복되지 않게 순서에 상관없이 공란에 기입한다.

1		5			4
	1		6		2
4				3	
2		6			5
	2			5	
3		1		2	

	2			3	
3				1	4
	4		3		2
4				2	
2	5		4		
		5		4	1

	1		6		5
	3		2	4	
1		2			
4	2		1		6
		1		5	
				1	4

6		5	8		9		7	4
1	6		3	5		7	2	
	4	7			2	5		6
5		4			8		6	
	7		4	6		8		9
4		3	6		7	1		2
		6		2	1		8	
3	8		5	7		9	4	1
9	5		2		3	6		7

7		2	8		1		9	3
4	2			3	7			9
	8		2	9		7	3	
6			7		9	3		2
	9	6		1	5		4	
5		9	6		8	2		1
8	6		9	7		5	1	
		7		2	6		5	8
9	7		1		3	6		5

6					2
4		3			6
	5	1		6	
	2				1
3		2	4		
	4		2		3

		6	3		1
6		2		1	3
	6		1		
5			4		
	1			4	
1		3		2	

	4		5		6
5				1	
2		3	6		1
	1			6	
	3		4		
3		4		5	

7		8		5		6	9	
9	6		4	7	5		2	3
		7			2	5		9
8		9	3	6		7	1	
4	1		8		9		6	7
	8	3		9		1		5
5		6		3	1		7	
1	7		5			9		4
	9	4		1	8		5	6

8	4		5	9		7	6	
	1		2		9	4		7
4		7		5	8		2	6
	3		4	8		6		
3		6	9		7		1	5
6	2		3			5		8
	6	4		2	5		8	
9		3	6		4	8		2
2	7		8	3			9	4

해답은 다음 페이지에 있습니다.

추리 문제 해답

◀ 80페이지 해답

1	3	5	2	6	4
5	1	3	6	4	2
4	6	2	5	3	1
2	4	6	3	1	5
6	2	4	1	5	3
3	5	1	4	2	6

5	2	4	1	3	6
3	6	2	5	1	4
1	4	6	3	5	2
4	1	3	6	2	5
2	5	1	4	6	3
6	3	5	2	4	1

3	1	4	6	2	5
5	3	6	2	4	1
1	5	2	4	6	3
4	2	5	1	3	6
6	4	1	3	5	2
2	6	3	5	1	4

6	2	5	8	1	9	3	7	4
1	6	9	3	5	4	7	2	8
8	4	7	1	3	2	5	9	6
5	1	4	7	9	8	2	6	3
2	7	1	4	6	5	8	3	9
4	9	3	6	8	7	1	5	2
7	3	6	9	2	1	4	8	5
3	8	2	5	7	6	9	4	1
9	5	8	2	4	3	6	1	7

7	5	2	8	6	1	4	9	3
4	2	8	5	3	7	1	6	9
1	8	5	2	9	4	7	3	6
6	4	1	7	5	9	3	8	2
2	9	6	3	1	5	8	4	7
5	3	9	6	4	8	2	7	1
8	6	3	9	7	2	5	1	4
3	1	7	4	2	6	9	5	8
9	7	4	1	8	3	6	2	5

81페이지 해답 ▶

6	3	5	1	4	2
4	1	3	5	2	6
2	5	1	3	6	4
5	2	4	6	3	1
3	6	2	4	1	5
1	4	6	2	5	3

4	2	6	3	5	1
6	4	2	5	1	3
2	6	4	1	3	5
5	3	1	4	6	2
3	1	5	2	4	6
1	5	3	6	2	4

1	4	2	5	3	6
5	2	6	3	1	4
2	5	3	6	4	1
4	1	5	2	6	3
6	3	1	4	2	5
3	6	4	1	5	2

7	4	8	2	5	3	6	9	1
9	6	1	4	7	5	8	2	3
6	3	7	1	4	2	5	8	9
8	5	9	3	6	4	7	1	2
4	1	5	8	2	9	3	6	7
2	8	3	6	9	7	1	4	5
5	2	6	9	3	1	4	7	8
1	7	2	5	8	6	9	3	4
3	9	4	7	1	8	2	5	6

8	4	2	5	9	3	7	6	1
5	1	8	2	6	9	4	3	7
4	9	7	1	5	8	3	2	6
7	3	1	4	8	2	6	5	9
3	8	6	9	4	7	2	1	5
6	2	9	3	7	1	5	4	8
1	6	4	7	2	5	9	8	3
9	5	3	6	1	4	8	7	2
2	7	5	8	3	6	1	9	4

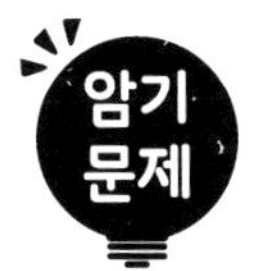

제시된 단어를 3분간 외운 다음 종이로 가리고 밑의 기록란에 순서와 관계없이 생각나는 대로 5분 이내에 적기 바랍니다.

이장 진주 장기 홍어 간식 남강 동경 무당 사막 알갱이
내몽고 이주민 한림원 동대문 간세포 보건소 무녀도
제삿날 낙성대 개두릅 올빼미 남동생 공증인 날고추
진천군 고등학교 남극대륙

기록란

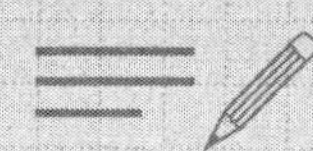

적합한 숫자나 기호(+, -, ×, ÷)를 (   ) 안에 넣으시오.

7+15-7=( )	14×2-17=( )	14+8+12=( )
12( )5-8=9	26-19+5=( )	16-7+13=( )
2×4+15=( )	21+6-18=( )	14+12-8=( )
7+16-5=( )	27( )9+14=17	24÷12+5=( )
12( )4+5=8	15+4+18=( )	36-16-8=( )
13×2-9=( )	19( )2-11=6	3+18-15=( )
16×2+4=( )	18÷3+16=( )	8( )17-21=4
14( )9+2=7	3( )7-15=6	4+19-16=( )
8+5+14=( )	7+13-15=( )	13×3-12=( )
3×12+4=( )	12+7-14=( )	8( )17-14=11
32÷8×4=( )	9+24+18=( )	14×2-16=( )
18÷3+8=( )	18( )6+13=16	13+14-7=( )
8( )4+3=5	2( )13-18=8	12÷3+14=( )
12÷4+5=( )	4+14-12=( )	13( )2-18=8
4( )5-14=6	12×4-12=( )	16+8-14=( )
9+14+3=( )	12×3-12=( )	16-8+12=( )
9-8+13=( )	11( )9+14=16	16( )2+15=23
6+14+6=( )	24÷6+12=( )	7+13( )14=6
7×4-18=( )	3+14+13=( )	18-6+13=( )
19-8-6=( )	2×12-16=( )	16-6+12=( )

월 일

3( )7=7+14	15+( )=6+17	2×8+4=( )+17
8×3=17( )7	14+( )=3×12	16-7+( )=21-4
6×5=( )+18	3×( )=14+7	2( )6+7=13+6
18-5=9+( )	18( )6=15+9	16+7=6+( )
5+7=18-( )	19( )6=6+7	17-2=2×4+( )
6×3=11+( )	12-6=18( )3	3×( )+7=6+16
12-7=( )÷3	15×2=15+( )	3( )7-12=3+6
16-12=( )÷4	3×8=( )+11	2×( )=4×4+8
12-9=( )÷7	4×7=12+( )	4×( )+3=17+2
4( )4=12+4	3×9=( )+15	17-11=( )÷6+3
13-8=( )÷3	18( )6=24÷2	12-6=( )÷3+2
16-14=( )÷4	18+( )=12×3	3×4-7=( )÷2
( )÷3=4+2	2×( )=32÷2	3×( )+12=4×6
2×( )=13+5	21-6=( )+4	6×2+( )=18-2
( )+13=4×5	19-3=11+( )	12+( )=15+7
5+( )=14-2	9+13=( )+8	( )+8=18+4
19( )4=8+7	18-4=( )+5	17+( )=4×5+3
3×( )=15+9	13+( )=18+7	27-5=( )×3+4
12+( )=3×6	14( )4=6×3	14+9=13+( )
18-( )=14-6	7×( )=13+8	14÷2+12=9+( )

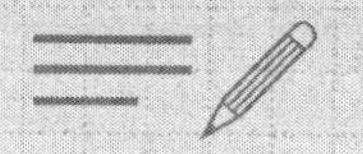

6개 칸은 1부터 6까지, 9개 칸은 1부터 9까지 가로, 세로 중복되지 않게 순서에 상관없이 공란에 기입한다.

6			1	4	
4		3			6
		1		6	
	2				
		6		5	3
3	6		4		5

	4	2			6
5		6	3		4
				5	
	3		4	2	
		3			1
4			2	6	

4		6		1	
	4		5		1
	6	4			
5			4	2	
3		5			
	5	3			2

4	1		5		7		8	9
	6	2		8	3		4	5
1		3		9		8		
	3		7		9	4		2
2		4		1	5			7
7	4		8	6		5	2	
		7	6		8	3		
8		1		7	2		3	4
3	9		4	2		1	7	8

	7	3		2	6		1	8
1		9	2		3		7	
9	3		1	7		5		4
		6	8		9	3		2
3		2		1			9	
5	8		6		7	1		9
	5	1		9	4		8	6
6		5		4		2	3	
8		7	9		1	4		3

	5		3		4
	2			3	
3			4		5
6					2
	1	3		2	
1		6			3

5		6		1	
			2		1
6	3				
	5		1		
4		5		6	2
1			6	3	

4			3		2
	3	1		2	
3	6		2		
		2			5
5	2		4		
		3	1		

8	4		7		9		5	2
4		6	3		5	8		7
	7	4		9		6	8	
1	6		9		2		7	4
3		5		1		7		
6			5		7	1		9
	5	2		7	1		6	3
7		9	6			2	4	
5	1		4		6	9		8

6	1			7	9		2	5
		1	5		2	6		
2	6		8	3		9	7	1
5		7		6	8		1	
	7	5			6	1		2
1			7	2		8	6	
	8	6		5	7		9	3
7		9	4		1	5		
9	4		6	1		7		8

해답은 다음 페이지에 있습니다.

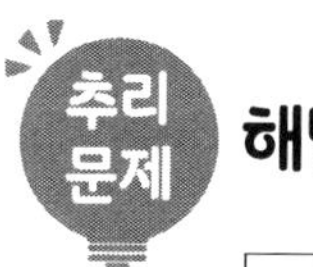

해답

◀ 86페이지 해답

6	3	5	1	4	2
4	1	3	5	2	6
2	5	1	3	6	4
5	2	4	6	3	1
1	4	6	2	5	3
3	6	2	4	1	5

1	4	2	5	3	6
5	2	6	3	1	4
3	6	4	1	5	2
6	3	1	4	2	5
2	5	3	6	4	1
4	1	5	2	6	3

4	2	6	3	1	5
6	4	2	5	3	1
2	6	4	1	5	3
5	3	1	4	2	6
3	1	5	2	6	4
1	5	3	6	4	2

4	1	6	5	3	7	2	8	9
9	6	2	1	8	3	7	4	5
1	7	3	2	9	4	8	5	6
6	3	8	7	5	9	4	1	2
2	8	4	3	1	5	9	6	7
7	4	9	8	6	1	5	2	3
5	2	7	6	4	8	3	9	1
8	5	1	9	7	2	6	3	4
3	9	5	4	2	6	1	7	8

4	7	3	5	2	6	9	1	8
1	4	9	2	8	3	6	7	5
9	3	8	1	7	2	5	6	4
7	1	6	8	5	9	3	4	2
3	6	2	4	1	5	8	9	7
5	8	4	6	3	7	1	2	9
2	5	1	3	9	4	7	8	6
6	9	5	7	4	8	2	3	1
8	2	7	9	6	1	4	5	3

87페이지 해답 ▶

2	5	1	3	6	4
5	2	4	6	3	1
3	6	2	4	1	5
6	3	5	1	4	2
4	1	3	5	2	6
1	4	6	2	5	3

5	2	6	4	1	3
3	6	4	2	5	1
6	3	1	5	2	4
2	5	3	1	4	6
4	1	5	3	6	2
1	4	2	6	3	5

4	1	5	3	6	2
6	3	1	5	2	4
3	6	4	2	5	1
1	4	2	6	3	5
5	2	6	4	1	3
2	5	3	1	4	6

8	4	1	7	6	9	3	5	2
4	9	6	3	2	5	8	1	7
2	7	4	1	9	3	6	8	5
1	6	3	9	8	2	5	7	4
3	8	5	2	1	4	7	9	6
6	2	8	5	4	7	1	3	9
9	5	2	8	7	1	4	6	3
7	3	9	6	5	8	2	4	1
5	1	7	4	3	6	9	2	8

6	1	8	3	7	9	4	2	5
8	3	1	5	9	2	6	4	7
2	6	4	8	3	5	9	7	1
5	9	7	2	6	8	3	1	4
3	7	5	9	4	6	1	8	2
1	5	3	7	2	4	8	6	9
4	8	6	1	5	7	2	9	3
7	2	9	4	8	1	5	3	6
9	4	2	6	1	3	7	5	8

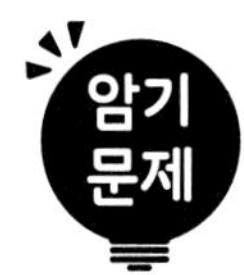

제시된 단어를 3분간 외운 다음 종이로 가리고 밑의 기록란에 순서와 관계없이 생각나는 대로 5분 이내에 적기 바랍니다.

웨딩 현금 투표 가옥 꼬막 벚꽃 설날 빙어 공기 아세안
조롱박 여고생 정어리 도깨비 투우사 성균관 법주사
사이렌 쌍가마 경상도 모란봉 위생법 장흥군 공모주
중성자 재두루미 가죽장갑

기록란

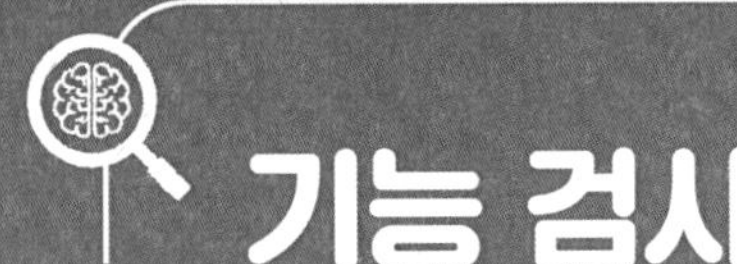

기능 검사

Speed Check-3회

☑ 숫자 읽기

아래 숫자를 숫자(예 4-사, 9-구, 3-삼, 6-육과 같이)로 끝까지 소리 내어 읽고 걸린 시간을 기록한다. [분 초]

7 7 8 5 6 4 4 9 6 7 4 8 4 6 9 3 5 6 4 5 8
4 5 4 7 9 8 4 9 6 3 7 3 9 6 8 5 4 7 9 3 3
4 5 8 5 8 5 4 7 8 3 6 5 4 6 7 6 9 3 5 8 7
6 8 3 4 8 6 9 4 6 7 8 3 6 9 7 6 3 9 6 8 9
9 5 3 4 7 6 9 7 9 5 7 8 4 7 6 3 9 8 4 9 7
6 3 8 5 4 6 7 9 5 8 4 7 8 5 3 9 5 7 5 8 6
4 7 9 4 6 5 7 8 6 3 8 3 5 6 8 3 7 6 3 8 8
5 5 7 6 8 3 8 5 9 3 7 9 4 8 7 3 5 8 6 7 9
4 7 8 6 5 3 7 8 6 3 8 4 7 6 9 7 3 5 6 8 3
5 9 3 5 4 7 5 8 9 4 8 6 6 8 3 7 5 3 8 4 5
8 6 5 7 9 5 6 9 4 6 9 4 5 3 4 7 8 3 7 8 7
5 8 3 3 5 4 3 6 7 3 8 5 6 6 5 8 7 9 5 9 4
7 8 9 5 3 7 4 4 9 6 8 3 5 7 8 4 3 7 5 4 9
3 8 4 9 4 5 6 4 5 8 4 5 4 7 9 8 4 9 6 3 7

☑ 색채 읽기

위 숫자를 숫자로 읽지 않고 색채(예 5-빨강, 6-파랑, 4-노랑, 7-빨강, 8-검정, 6-초록, 4-보라와 같이)로 소리 내어 읽는다. [분 초]

☑ 숫자 계산

숫자를 더해서 십 자리는 제하고 한 자릿수만 적는다. 예를 들어 9와 6을 더하면 15이지만 10은 제하고 5만, 6과 8을 더하면 14이지만 4만, 8과 3은 1을, 3과 7은 0을 숫자와 숫자 사이에 적는다(7. **책의 사용 방법 설명 참조**). 끝까지 한 다음 걸린 시간을 기록한다. **[분 초]**

7 9 5 7 9 6 7 7 4 9 5 4 6 7 9 4 3 7 4 4 9 6 6
8 3 7 5 7 6 9 3 5 7 6 9 8 3 5 6 8 7 3 8 7 3 9
5 3 4 9 5 7 4 7 8 3 9 8 7 6 8 3 7 6 4 9 5 8 5
6 5 8 4 9 3 5 4 8 3 7 9 4 7 9 4 8 3 8 5 7 9 5
3 8 5 7 9 4 5 5 9 3 4 4 6 7 5 8 9 8 5 6 5 8 6
8 3 7 5 4 9 3 5 4 5 8 6 9 3 5 6 4 7 4 4 6 5 4
5 8 3 7 8 9 5 6 5 6 4 7 8 5 4 8 6 4 5 3 8 7 8
3 8 5 8 9 7 6 3 4 8 9 7 6 8 5 7 8 9 8 3 7 8 7
6 5 9 6 4 6 9 3 4 7 9 3 4 6 7 4 6 3 8 7 4 6 3
5 8 6 3 7 5 9 8 6 5 7 9 5 6 4 9 8 7 6 5 9 6 8
3 7 8 9 4 6 9 3 4 3 7 5 8 6 5 4 9 6 3 7 5 6 9
7 6 4 8 6 7 5 7 9 8 3 8 6 5 3 7 7 8 3 7 5 6 5
9 3 6 5 7 8 5 3 8 4 9 7 5 4 9 3 7 8 8 4 7 4 5
3 8 5 7 9 5 4 6 8 8 5 9 6 3 9 5 7 3 5 8 9 4 8
3 7 8 6 9 6 9 8 6 9 5 8 4 7 6 9 7 5 3 8 5 7 6
4 8 6 7 9 5 4 6 8 9 3 5 8 3 4 9 6 5 9 7 6 5 3
9 7 6 3 8 7 6 8 7 5 3 4 7 8 9 4 7 9 4 5 7 6
8 7 9 3 7 9 3 4 4 9 6 3 8 7 8 6 7 5 4 7 8 4 5

13 일(회)

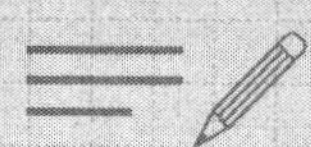

적합한 숫자나 기호(+, -, ×, ÷)를 (   ) 안에 넣으시오.

12-6+3=( )	12+4+18=( )	13-12+4=( )
12( )3+5=9	9+9-14=( )	7+15-19=( )
15×2+4=( )	18÷2+14=( )	4+13+9=( )
8÷2+13=( )	9+23-14=( )	12×3-15=( )
16+4+9=( )	24÷6+13=( )	13+14-6=( )
3+5+13=( )	4×12-11=( )	18÷9+14=( )
16÷2+7=( )	9+14( )18=5	13( )2-17=9
24( )6+3=7	4+22-17=( )	12×3+14=( )
5+12+2=( )	14( )7+6=8	21( )7+16=19
14+3+8=( )	6×4-13=( )	4+14-13=( )
4( )5-16=4	9+12( )12=9	14×2-17=( )
3×15-7=( )	12+3+15=( )	7+15-12=( )
9-6+12=( )	19-8+14=( )	22÷2+16=( )
4( )11-6=9	24÷3+14=( )	7+12( )14=5
7×4-25=( )	3+14+15=( )	12-5+13=( )
15( )5+3=6	3×12+14=( )	17( )2-12=3
3( )12-6=9	14( )6-14=6	11+3+13=( )
12+4-5=( )	24( )12+6=8	19-7+17=( )
4×4+14=( )	12+5-11=( )	11+12+3=( )
7+15-8=( )	16÷2+12=( )	12+14-7=( )

월 일

6( )3=11-9	16+( )=4×9	3+12=23-6-( )
12+( )=3×6	7( )3=13+8	4+14=2×3+( )
12-9=9( )3	15( )4=7+12	18÷3+( )=17-2
12÷3=12-( )	18( )9=3+6	3×( )+3=3×9
13-8=( )÷6	2( )7=18-4	19-6=2×( )+3
12÷4=( )÷3	( )-4=14-3	21-( )+3=18-2
14-9=( )÷5	6+8=18-( )	14÷2+( )=14+7
8+7=12+( )	3×( )=17+4	5×4+( )=21+9
6×4=18( )6	17-8=7+( )	3( )6-4=9+5
9×4=17+( )	4×6=12+( )	2×( )+7=13+8
7( )3=15+6	18-7=5+( )	( )÷3+12=12+6
14-8=18( )3	24( )4=14-8	5×6+3=18+( )
3×8=( )+12	8×( )=18+6	17+7=3×4+( )
4( )9=12×3	( )×4=14-6	26+6=5×( )+7
21-( )=3×6	17+7=6( )4	12+( )+6=18+7
( )+4=13-7	23+7=6×( )	21+( )+4=13×3
5+( )=19-5	9+14=( )+6	( )÷4+8=18-6
13+( )=8+9	18-2=2×( )	( )+6=8+15
3( )5=11+4	12+( )=16+8	8+19=4×( )-9
( )+18=3×9	24-( )=7+8	22-5=8+( )+3

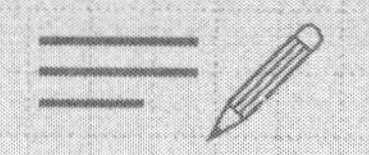

6개 칸은 1부터 6까지, 9개 칸은 1부터 9까지 가로, 세로 중복되지 않게 순서에 상관없이 공란에 기입한다.

6	2		3		4
		2			
				6	3
2		1		3	
		3	1		2
1	3			2	

1			4	2	
5	1		2		
				3	6
	6	3			2
6	2			1	
				4	1

	6		5		3
		6		5	
	1			2	
1		5	2		6
	5				2
6		4		3	

9		4	8		2		7	1
2	8		1	7		5	9	
	5			4	1		6	9
3		7	2		5	6		4
	4	2		3		1	5	
4	1		3		6		2	5
6		1	5		8	9		
	7			6			8	2
5	2		4		7		3	6

6		5		2				3
4		3	7		5	2	6	
	6		5	7			4	8
8		7			9	6		5
	7	2		8	4		5	
1	5		4	6		8	3	7
5		4	8		6	3		
	2	6		3	8		9	4
9	4		3	5		7	2	

1		6		5	3
	2		6		
2			3		4
	1				6
6			1		
	6			1	5

6	3			2	
		5	3		2
	5				6
5	2			1	
1		2			
	6		2		1

3			4	6	
			1		5
2		6			1
		2	5		
1	3			4	
	1		6		4

5	7		6		8	1		3
7		4		6	1		2	5
1	3		2					
	4	8		1		7	6	9
8		5	9		2	4		
4	6		5	3			8	2
	8	3		5		2	1	
9		6	1		3	5		7
3	5		4		6		7	1

	6	2		8		7	4	1
5		7	1		8	3		
3	9		8	2	6		7	4
	7	3		9		8		
7		9	3		1		2	8
4			9	3		2	8	5
		1			2	6		
6		8		5	9		1	7
2	8		7	1		9		3

해답은 다음 페이지에 있습니다.

해답

◀ 94페이지 해답

6	2	5	3	1	4
3	5	2	6	4	1
5	1	4	2	6	3
2	4	1	5	3	6
4	6	3	1	5	2
1	3	6	4	2	5

1	3	6	4	2	5
5	1	4	2	6	3
2	4	1	5	3	6
4	6	3	1	5	2
6	2	5	3	1	4
3	5	2	6	4	1

4	6	2	5	1	3
2	4	6	3	5	1
5	1	3	6	2	4
1	3	5	2	4	6
3	5	1	4	6	2
6	2	4	1	3	5

9	6	4	8	5	2	3	7	1
2	8	6	1	7	4	5	9	3
8	5	3	7	4	1	2	6	9
3	9	7	2	8	5	6	1	4
7	4	2	6	3	9	1	5	8
4	1	8	3	9	6	7	2	5
6	3	1	5	2	8	9	4	7
1	7	5	9	6	3	4	8	2
5	2	9	4	1	7	8	3	6

6	1	5	9	2	7	4	8	3
4	8	3	7	9	5	2	6	1
2	6	1	5	7	3	9	4	8
8	3	7	2	4	9	6	1	5
3	7	2	6	8	4	1	5	9
1	5	9	4	6	2	8	3	7
5	9	4	8	1	6	3	7	2
7	2	6	1	3	8	5	9	4
9	4	8	3	5	1	7	2	6

95페이지 해답 ▶

1	4	6	2	5	3
5	2	4	6	3	1
2	5	1	3	6	4
4	1	3	5	2	6
6	3	5	1	4	2
3	6	2	4	1	5

6	3	1	5	2	4
4	1	5	3	6	2
2	5	3	1	4	6
5	2	6	4	1	3
1	4	2	6	3	5
3	6	4	2	5	1

3	5	1	4	6	2
6	2	4	1	3	5
2	4	6	3	5	1
4	6	2	5	1	3
1	3	5	2	4	6
5	1	3	6	2	4

5	7	2	6	4	8	1	9	3
7	9	4	8	6	1	3	2	5
1	3	7	2	9	4	6	5	8
2	4	8	3	1	5	7	6	9
8	1	5	9	7	2	4	3	6
4	6	1	5	3	7	9	8	2
6	8	3	7	5	9	2	1	4
9	2	6	1	8	3	5	4	7
3	5	9	4	2	6	8	7	1

9	6	2	5	8	3	7	4	1
5	2	7	1	4	8	3	9	6
3	9	5	8	2	6	1	7	4
1	7	3	6	9	4	8	5	2
7	4	9	3	6	1	5	2	8
4	1	6	9	3	7	2	8	5
8	5	1	4	7	2	6	3	9
6	3	8	2	5	9	4	1	7
2	8	4	7	1	5	9	6	3

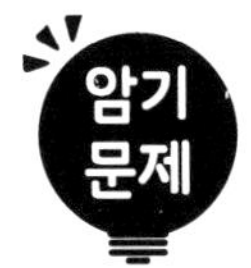

제시된 단어를 3분간 외운 다음 종이로 가리고 밑의 기록란에 순서와 관계없이 생각나는 대로 5분 이내에 적기 바랍니다.

약방 잉어 오존 황제 건달 농장 들소 복싱 생쥐 양쯔강
표주박 인물화 초대권 복숭아 오페라 생활비 바가지
가야금 광주리 충격파 뇌신경 콤바인 감마선 황해도
옥동자 건국훈장 디자이너

기록란

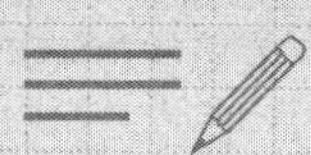

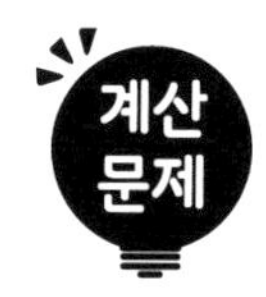

적합한 숫자나 기호(+, -, ×, ÷)를 (　　) 안에 넣으시오.

4+2+16=(　)	9+11-15=(　)	12×3-12=(　)
3×12-7=(　)	12+7+17=(　)	9+14(　)15=8
9+13+4=(　)	13×2+12=(　)	19-4+13=(　)
4+12-6=(　)	17+4-15=(　)	16+7+12=(　)
27(　)9+2=5	18(　)6+3=6	14×2-14=(　)
18÷2×2=(　)	9+17-14=(　)	13(　)2-16=10
12×3+4=(　)	18÷2+12=(　)	13+14-7=(　)
5+3+13=(　)	12(　)2+2=8	12÷6+15=(　)
16÷4+4=(　)	6+14-15=(　)	13×2-16=(　)
24÷8+4=(　)	9+18-14=(　)	12×3-17=(　)
4(　)5-11=9	13+5-12=(　)	16+17+4=(　)
4+16-4=(　)	18÷9(　)16=18	12+15+5=(　)
9-3+13=(　)	19-9+13=(　)	16÷2+13=(　)
6+14+6=(　)	24÷4+11=(　)	7+15-16=(　)
2(　)8-12=4	3+12+19=(　)	12(　)2-17=7
12-4-3=(　)	2×12-14=(　)	16(　)2-11=7
14+3+4=(　)	13+7+18=(　)	16-13+2=(　)
13×2-7=(　)	9-8(　)13=14	9+11-15=(　)
18÷3+7=(　)	18(　)3-2=4	8+14-12=(　)
3×5+12=(　)	4+14-12=(　)	16-15+6=(　)

월 일

3( )8=17+7	5( )5=7+18	24+12=3×7+( )
7×( )=15+6	7×( )=19+9	4+12=( )÷9+14
19+2=17+( )	16( )2=17-9	3×4+( )=19-3
7+16=15( )8	14-( )=8-3	26-( )=12+7-4
4+12=2( )8	14+( )=16+6	26-5=14+( )+3
3+7=18-( )	16-( )=18-9	( )×3=24-6
15-7=16( )2	8×3=12+( )	13( )6=12+7
18+7=5×( )	2×8=( )+12	12÷3+( )=21-4
14+( )=3×8	4×( )=19+9	7+( )+6=19+8
4×8=18+( )	14-4=5+( )	4×3+( )=21+7
( )÷6=12-9	16-8=4+( )	( )÷9+3=14-8
9×3=15+( )	14( )4=3×6	2×6+6=12+( )
4×6=( )+9	( )÷7=13-11	6×4-7=21-( )
( )÷4=2×4	( )+13=4×4	5×( )+3=14×2
6×( )=3×4	2×15=16+( )	12+( )=4×3+7
18( )7=16+9	19( )7=3+9	6+( )-4=17+3
19( )12=5+2	9+17=14( )12	15( )3=16+2
3+( )=8+6	12+9=( )×3	7+( )+4=6+15
( )-2=7+12	18( )6=3×4	8-7+19=7+( )
( )+14=17+6	12+( )=16+3	3×9-8=14+( )

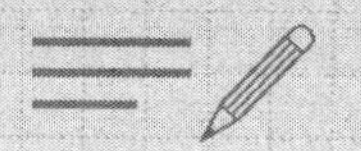

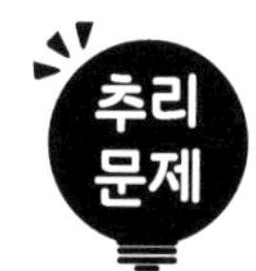

6개 칸은 1부터 6까지, 9개 칸은 1부터 9까지 가로, 세로 중복되지 않게 순서에 상관없이 공란에 기입한다.

	2		5		6
6		3		5	
	1				
1			2		3
	3			4	
2		5	3		4

	5			4	
6				2	4
	1	5			2
1				3	
3		4	2		
		6		1	3

6	3		4		
	1				
2		3		4	1
			3		4
	6	4		5	
1		2		3	

	2	7		3	6		5	8
9	7		6	8		5	1	
1		4	7		3	6		5
	5	1		6			8	
5	3		2		7		6	9
2		5		1			3	
	4		3		8	2		1
8		2		7	1		9	3
3	1		9	2		8	4	

5	3	9			1			8
1		5		7			9	4
	5		8	4		9	6	
3		7			8	5		6
	7	4		6	5		8	
2	9		3	8		4	1	5
8		3	9		4	1		
	4	1		3	2		5	9
4	2		5	1		6	3	

3				4	
	2		3		
2		1			6
	6		1	5	
1			4		5
5				6	3

5			6		1
		2		1	
	4				3
		3		2	
2	5		3		4
6		5	1		

	5		1		6
6				2	
4		5	3		2
	4			3	
	2		4	1	
3		4			

6	1		2		8		7	4
2	6			1			3	
		3	5		2	6		7
3	7		8		5		4	1
	3	2		7		5	9	
4		7	9		6	1		2
7	2		3	6			8	
	5	4		9	3		2	8
5	9		1		7	2		3

	7	4		8	2		3	6
9	6		8	7		4	2	
		7	3		5	8		9
8	5	2		6	9		1	4
	3		5	4		1	8	
2		5	1		3	6		7
5	2			3	6		7	
	4		6		8	2		3
3				1		7		8

해답은 다음 페이지에 있습니다.

추리 문제 해답

◀ 100페이지 해답

4	2	1	5	3	6
6	4	3	1	5	2
3	1	6	4	2	5
1	5	4	2	6	3
5	3	2	6	4	1
2	6	5	3	1	4

2	5	3	1	4	6
6	3	1	5	2	4
4	1	5	3	6	2
1	4	2	6	3	5
3	6	4	2	5	1
5	2	6	4	1	3

6	3	1	4	2	5
4	1	5	2	6	3
2	5	3	6	4	1
5	2	6	3	1	4
3	6	4	1	5	2
1	4	2	5	3	6

4	2	7	1	3	6	9	5	8
9	7	3	6	8	2	5	1	4
1	8	4	7	9	3	6	2	5
7	5	1	4	6	9	3	8	2
5	3	8	2	4	7	1	6	9
2	9	5	8	1	4	7	3	6
6	4	9	3	5	8	2	7	1
8	6	2	5	7	1	4	9	3
3	1	6	9	2	5	8	4	7

5	3	9	6	2	1	7	4	8
1	8	5	2	7	6	3	9	4
7	5	2	8	4	3	9	6	1
3	1	7	4	9	8	5	2	6
9	7	4	1	6	5	2	8	3
2	9	6	3	8	7	4	1	5
8	6	3	9	5	4	1	7	2
6	4	1	7	3	2	8	5	9
4	2	8	5	1	9	6	3	7

101페이지 해답 ▶

3	5	2	6	4	1
6	2	5	3	1	4
2	4	1	5	3	6
4	6	3	1	5	2
1	3	6	4	2	5
5	1	4	2	6	3

5	2	4	6	3	1
3	6	2	4	1	5
1	4	6	2	5	3
4	1	3	5	2	6
2	5	1	3	6	4
6	3	5	1	4	2

2	5	3	1	4	6
6	3	1	5	2	4
4	1	5	3	6	2
1	4	2	6	3	5
5	2	6	4	1	3
3	6	4	2	5	1

6	1	9	2	5	8	3	7	4
2	6	5	7	1	4	8	3	9
9	4	3	5	8	2	6	1	7
3	7	6	8	2	5	9	4	1
8	3	2	4	7	1	5	9	6
4	8	7	9	3	6	1	5	2
7	2	1	3	6	9	4	8	5
1	5	4	6	9	3	7	2	8
5	9	8	1	4	7	2	6	3

1	7	4	9	8	2	5	3	6
9	6	3	8	7	1	4	2	5
4	1	7	3	2	5	8	6	9
8	5	2	7	6	9	3	1	4
6	3	9	5	4	7	1	8	2
2	8	5	1	9	3	6	4	7
5	2	8	4	3	6	9	7	1
7	4	1	6	5	8	2	9	3
3	9	6	2	1	4	7	5	8

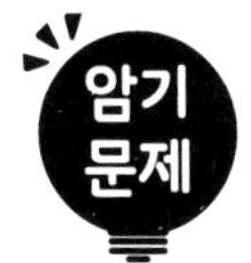

제시된 단어를 3분간 외운 다음 종이로 가리고 밑의 기록란에 순서와 관계없이 생각나는 대로 5분 이내에 적기 바랍니다.

갓굴 참새 참외 황로 콜라 자매 초방 거품 농어 참조기
양로원 푸조기 초롱꽃 밑반찬 복덕방 생선묵 농사꾼
디너쇼 가리비 인력거 광주군 등용문 농작물 환풍기
충청도 초빙교수 디딜방아

기록란

15 일(회)

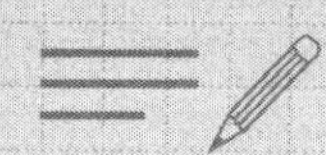

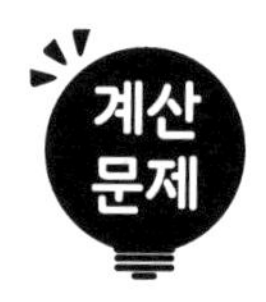

적합한 숫자나 기호(+, -, ×, ÷)를 (　　) 안에 넣으시오.

3×11-2=(　)

21÷3+2=(　)

17+5+2=(　)

8+4+13=(　)

12-4-3=(　)

12+6+7=(　)

13×2+4=(　)

12÷4+3=(　)

35÷5-4=(　)

9+15+2=(　)

5(　)12-8=9

16(　)4+2=6

4×2+12=(　)

7+13-8=(　)

9-4+12=(　)

6+11+6=(　)

3×8-16=(　)

16(　)2-3=5

11+4+8=(　)

3(　)7-14=7

12(　)2-18=6

9+17-18=(　)

18÷3+12=(　)

16(　)12+5=9

2×12-14=(　)

15-9+12=(　)

19-7+11=(　)

6+13-15=(　)

9+18-17=(　)

13×2-12=(　)

17(　)3-14=6

17-13+4=(　)

17+6-12=(　)

18÷2+14=(　)

19-7+11=(　)

24÷3+12=(　)

3+12+3=(　)

18÷2+13=(　)

5×2+12=(　)

4+12-13=(　)

9+17-18=(　)

13×2+13=(　)

11+14-7=(　)

12÷4+14=(　)

16-2-12=(　)

16-12+8=(　)

9+12-15=(　)

13×4-18=(　)

12×3-19=(　)

19-6+13=(　)

16(　)12+4=8

18(　)2-13=7

16+11+3=(　)

12(　)3-27=9

16÷2+12=(　)

7(　)14-12=9

12-7+16=(　)

8+19-12=(　)

3(　)14-12=30

12×3-12=(　)

월 일

19-( )=4+11	18+4=7+( )	11×2=4×( )-2
6( )3=12+6	( )+7=15-6	7×3=9×( )+3
7+13=4×( )	12+( )=9+18	6+14-( )=17-8
7×3=12+( )	3×( )=19+8	4×5+( )=15+8
9+4=18-( )	4×( )=26+6	7×3-4=14+( )
5×5=( )+16	16( )7=17-8	3×( )+4=5×5
9+8=15+( )	11+7=2( )9	18+3+( )=9+16
3×5=12+( )	2×12=( )+12	25-8-( )=19-7
7+5=19-( )	14+3=( )+13	( )+4=15-8+3
8+9=( )+6	12÷2=3×( )	( )÷7+2=24÷4
( )÷2=16-9	18-12=( )÷4	24÷2-5=( )÷3
11-6=( )÷5	12÷3=( )÷5	( )÷6+6=18-7
12-7=( )÷3	22-( )=7×2	18-5=( )+7
( )÷4=2×3	5( )5=16+9	12+4=21-9+( )
14+( )=4×6	11×2=( )+3	17-( )+5=8+6
( )+18=4×7	19-5=( )+6	18+( )=13×2+3
9+( )=9×3	19+7=( )+6	( )+14=18+6
( )÷5=12-8	13+16=( )+12	( )-5=16+5
( )÷9=17-15	14+( )=12+13	18+9=6+6+( )
( )+8=12×2	24-( )=16+2	22-4+9=( )+18

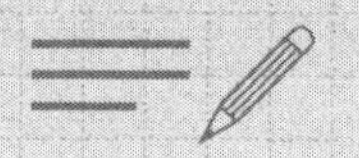

6개 칸은 1부터 6까지, 9개 칸은 1부터 9까지 가로, 세로 중복되지 않게 순서에 상관없이 공란에 기입한다.

5			3		4
3		4			2
	3	1		2	
2					
	1	5		6	
1	4			3	

1		6		5	
			1		6
	6			1	4
		5		4	
2		1	4		
	1			2	5

	5		6		1
6			3		
	6				
1		6		2	5
	1	4			3
2			5	3	

3	7		2		1		5	8
8		9	7		6	5		4
	6	3		5		8	4	
6	1			9	4		8	2
		2	9		8	7		6
4	8		3	7		1	6	
					5		9	3
5	9		4	8		2		1
9		1	8		7		2	5

		3	1		9	8		4
8	4			2		5	3	
		8	6		5		2	9
4	9		3		2	1		6
9		1		3		6	4	
	6	2		4	8			3
6	2		5	9		3	1	8
3		4	2		1	9		
	1	6		8	3		9	7

	3		2		1
	6			1	
4			1		6
			3		2
3		4		2	
1	5				3

2		3			6
6	3		5		4
		4		5	
				1	3
		2	6		
	1		3	6	

4			1		6
	4			5	2
2	6		5		
		6			1
	5		4		
3		4	6		

4	6		8	3	7		5	1
9		5			3	7		6
	3	6		9		8	2	
3		8	7		6		4	9
	1			7		6		
2		7	6		5		3	8
5	7		9	4		3	6	
	8	2			9		7	3
7		3	2		1	5		4

	7	5		4	1		8	6
8		2	6		7		5	
3	8		1	5		4		7
	6	4		3	9	2		5
6		9					3	
9	5		7		8	1		4
	9	7		6	3		1	8
7		1		9		8	4	
5		8	3		4	6		9

해답은 다음 페이지에 있습니다.

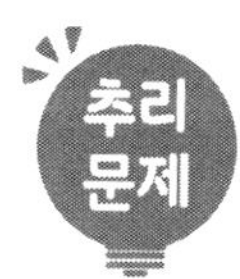

해답

◀ 106페이지 해답

5	2	6	3	1	4
3	6	4	1	5	2
6	3	1	4	2	5
2	5	3	6	4	1
4	1	5	2	6	3
1	4	2	5	3	6

1	4	6	3	5	2
5	2	4	1	3	6
3	6	2	5	1	4
6	3	5	2	4	1
2	5	1	4	6	3
4	1	3	6	2	5

3	5	2	6	4	1
6	2	5	3	1	4
4	6	3	1	5	2
1	3	6	4	2	5
5	1	4	2	6	3
2	4	1	5	3	6

3	7	4	2	6	1	9	5	8
8	3	9	7	2	6	5	1	4
2	6	3	1	5	9	8	4	7
6	1	7	5	9	4	3	8	2
1	5	2	9	4	8	7	3	6
4	8	5	3	7	2	1	6	9
7	2	8	6	1	5	4	9	3
5	9	6	4	8	3	2	7	1
9	4	1	8	3	7	6	2	5

2	7	3	1	5	9	8	6	4
8	4	9	7	2	6	5	3	1
7	3	8	6	1	5	4	2	9
4	9	5	3	7	2	1	8	6
9	5	1	8	3	7	6	4	2
1	6	2	9	4	8	7	5	3
6	2	7	5	9	4	3	1	8
3	8	4	2	6	1	9	7	5
5	1	6	4	8	3	2	9	7

107페이지 해답 ▶

5	3	6	2	4	1
2	6	3	5	1	4
4	2	5	1	3	6
6	4	1	3	5	2
3	1	4	6	2	5
1	5	2	4	6	3

2	5	3	1	4	6
6	3	1	5	2	4
3	6	4	2	5	1
5	2	6	4	1	3
1	4	2	6	3	5
4	1	5	3	6	2

4	2	5	1	3	6
6	4	1	3	5	2
2	6	3	5	1	4
5	3	6	2	4	1
1	5	2	4	6	3
3	1	4	6	2	5

4	6	9	8	3	7	2	5	1
9	2	5	4	8	3	7	1	6
1	3	6	5	9	4	8	2	7
3	5	8	7	2	6	1	4	9
8	1	4	3	7	2	6	9	5
2	4	7	6	1	5	9	3	8
5	7	1	9	4	8	3	6	2
6	8	2	1	5	9	4	7	3
7	9	3	2	6	1	5	8	4

2	7	5	9	4	1	3	8	6
8	4	2	6	1	7	9	5	3
3	8	6	1	5	2	4	9	7
1	6	4	8	3	9	2	7	5
6	2	9	4	8	5	7	3	1
9	5	3	7	2	8	1	6	4
4	9	7	2	6	3	5	1	8
7	3	1	5	9	6	8	4	2
5	1	8	3	7	4	6	2	9

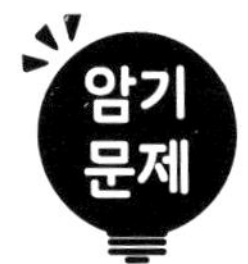

제시된 단어를 3분간 외운 다음 종이로 가리고 밑의 기록란에 순서와 관계없이 생각나는 대로 5분 이내에 적기 바랍니다.

암탉 치타 대금 화산 커피 차일 풍차 걸레 노비 암달러
인기척 잔챙이 걸음마 물안경 상급생 노리개 관세청
보행기 쪽마루 갈매기 치안감 두더지 수덕사 집정관
프랑스 노송나무 두메산골

기록란

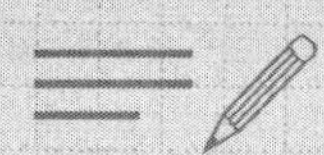

적합한 숫자나 기호(+, -, ×, ÷)를 (   ) 안에 넣으시오.

2+15+2=( )	14×2+13=( )	4+12+11=( )
12-5+3=( )	12( )2-17=7	16-12+8=( )
12×2+3=( )	21( )7+3=6	3+16-14=( )
15÷3+2=( )	12÷4+12=( )	2+13+12=( )
8×2+12=( )	9+21-18=( )	14×2-16=( )
3( )9-16=11	2×17-15=( )	18÷6+15=( )
12÷4+4=( )	6( )17-14=9	13×2+12=( )
11×3-2=( )	18÷3+14=( )	8+15-19=( )
12+4-7=( )	3×8-12=( )	7( )16-17=6
7( )3-14=7	2×12-14=( )	12×3-11=( )
4( )12-8=8	12÷4+15=( )	12( )2-16=8
9-4+12=( )	19-7+12=( )	14÷2+12=( )
5+15-4=( )	14÷2+15=( )	7( )12-15=4
8×4-14=( )	8+12( )14=6	12-9+12=( )
22-5-7=( )	3×11+13=( )	18( )9+7=9
14( )7+4=6	15+2-13=( )	19-16+4=( )
13×2-7=( )	19-5-11=( )	7+12-14=( )
9+14-7=( )	11( )2-14=8	13+2+13=( )
6÷2+5=( )	4+18-16=( )	12×2+12=( )
3+14+2=( )	14×2-13=( )	14-7+15=( )

월 일

16+( )=3×7	18( )3=13-7	4×3+9=17+( )
14+( )=15+6	7×( )=14+7	3×12=3×6+( )
16+5=( )-3	( )+6=18-3	6+( )+5=19-2
7×2=19-( )	19-( )=14-7	2×2×( )=16+8
9+14=( )+6	( )-4=18+5	17-5=23-4-( )
11+7=6( )3	14+( )=5+17	5( )6+4=19-4
16÷2=14-( )	15+8=( )+17	( )+12=6×2+3
19-( )=18-6	18-2=( )+4	2×8+( )=18+7
18-( )=3+12	19-5=( )+6	18-( )=5+6
6+( )=19-2	8+17=( )-4	8+9-( )=18-6
7+( )=18-4	17-6=( )+6	3×6+( )=6+15
( )+14=7+12	19-( )=12+3	8+9=6×5-( )
19( )4=13+2	16-( )=6+3	12+9=8+3+( )
( )+7=4+16	12+( )=14+9	14-7=9+8-( )
8×( )=16+8	2×12=( )+13	16+6=17+( )-3
8( )2=12+4	8×2=21-( )	24÷3+( )=19-3
15+( )=19+4	19+4=( )+7	( )+3=28-7-12
19( )12=4+3	18+5=( )+4	2×( )+8=9+15
( )÷5=6-3	19+( )=4×7	18+19=8+8+( )
16+( )=13+8	( )+17=11×3	15+9=17+( )

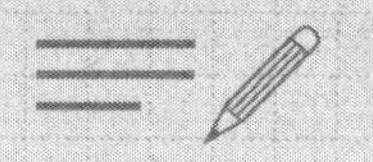

6개 칸은 1부터 6까지, 9개 칸은 1부터 9까지 가로, 세로 중복되지 않게 순서에 상관없이 공란에 기입한다.

2					3
6		5			1
	1	3		2	
	4				2
3		2	5		
	2		1		6

		3	5		4
4		1		6	2
	2		6		
3					
	6		4	1	
2		5		4	

4		5			
	4		6		5
3		4		5	
		1			4
2			1	4	
	2	6			3

4		6	1		2		3	9
1	5		7	4		2	9	
		7		8	3			1
3			9		1		2	8
	1	8		9		7	5	
8		1	5		6	9		4
		4		5	9		1	
7	2		4	1		8	6	3
9	4		6		7	1		5

1		3	8		7		9	5
5	1			8	2			9
	4		6	2		9	7	
3			1		9	4		7
	5	2		3	6		8	
7		9	5		4	8		2
4	9		2	7		5	3	
		4		5	8		1	6
6	2		4		3	7		1

4			3	6	
			6		5
5		6			3
			1	4	
6		1		2	
	6		2		1

	5	1			4
5			6		
	4				3
	1			2	
6		5	1		2
3			4	1	

5			4	1	
			1		6
4		5			2
			5	2	
3		4		5	
	4		6		5

6	5		3	1		4	2	
3		5		7	4		8	6
	9		7		2	8		4
8		1		3		6	4	
4	3		1		5		9	7
	8	2		4		7		3
5		7			6	3		
2	1		8	6	3		7	5
	6	9		2		5		1

1	4		6		7		5	9
9		7		2		1	4	
		2	9		1	5		3
2	5		7	4	8		6	1
	1	5		9		8	2	
3		1	8		9	4		2
6				8	3		1	
	2	6		1		9		7
5	8		1		2	6		4

해답은 다음 페이지에 있습니다.

추리 문제 해답

◀ 112페이지 해답

2	5	1	4	6	3
6	3	5	2	4	1
4	1	3	6	2	5
1	4	6	3	5	2
3	6	2	5	1	4
5	2	4	1	3	6

4	8	6	1	7	2	5	3	9
1	5	3	7	4	8	2	9	6
5	9	7	2	8	3	6	4	1
3	7	5	9	6	1	4	2	8
6	1	8	3	9	4	7	5	2
8	3	1	5	2	6	9	7	4
2	6	4	8	5	9	3	1	7
7	2	9	4	1	5	8	6	3
9	4	2	6	3	7	1	8	5

6	1	3	5	2	4
4	5	1	3	6	2
1	2	4	6	3	5
3	4	6	2	5	1
5	6	2	4	1	3
2	3	5	1	4	6

1	6	3	8	4	7	2	9	5
5	1	7	3	8	2	6	4	9
8	4	1	6	2	5	9	7	3
3	8	5	1	6	9	4	2	7
9	5	2	7	3	6	1	8	4
7	3	9	5	1	4	8	6	2
4	9	6	2	7	1	5	3	8
2	7	4	9	5	8	3	1	6
6	2	8	4	9	3	7	5	1

4	1	5	3	6	2
1	4	2	6	3	5
3	6	4	2	5	1
6	3	1	5	2	4
2	5	3	1	4	6
5	2	6	4	1	3

113페이지 해답 ▶

4	1	5	3	6	2
1	4	2	6	3	5
5	2	6	4	1	3
2	5	3	1	4	6
6	3	1	5	2	4
3	6	4	2	5	1

6	5	8	3	1	7	4	2	9
3	2	5	9	7	4	1	8	6
1	9	3	7	5	2	8	6	4
8	7	1	5	3	9	6	4	2
4	3	6	1	8	5	2	9	7
9	8	2	6	4	1	7	5	3
5	4	7	2	9	6	3	1	8
2	1	4	8	6	3	9	7	5
7	6	9	4	2	8	5	3	1

2	5	1	3	6	4
5	2	4	6	3	1
1	4	6	2	5	3
4	1	3	5	2	6
6	3	5	1	4	2
3	6	2	4	1	5

1	4	8	6	3	7	2	5	9
9	3	7	5	2	6	1	4	8
4	7	2	9	6	1	5	8	3
2	5	9	7	4	8	3	6	1
7	1	5	3	9	4	8	2	6
3	6	1	8	5	9	4	7	2
6	9	4	2	8	3	7	1	5
8	2	6	4	1	5	9	3	7
5	8	3	1	7	2	6	9	4

5	2	6	4	1	3
2	5	3	1	4	6
4	1	5	3	6	2
6	3	1	5	2	4
3	6	4	2	5	1
1	4	2	6	3	5

제시된 단어를 3분간 외운 다음 종이로 가리고 밑의 기록란에 순서와 관계없이 생각나는 대로 5분 이내에 적기 바랍니다.

지도 호떡 원산 타조 조개 틀니 가훈 독사 벼락 안자락
지렁이 얼룩말 나그네 조가비 도서관 월광곡 산악회
베짱이 목도리 공소장 특파원 경마장 혓바늘 장아찌
벵에돔 국책은행 남한산성

기록란

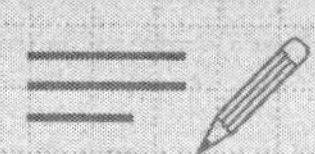

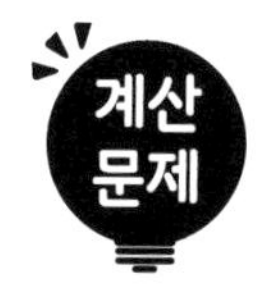

적합한 숫자나 기호(+, -, ×, ÷)를 (　　) 안에 넣으시오.

14(　　)2-4=3	21÷3+14=(　　)	21(　　)7+12=15
8-6+15=(　　)	19-8+12=(　　)	12÷6+12=(　　)
8(　　)2-8=8	14÷7+12=(　　)	4+11+14=(　　)
5×4-14=(　　)	5(　　)9-5=9	15-8+12=(　　)
15-8+2=(　　)	2×13-12=(　　)	18(　　)6+4=7
13×3+7=(　　)	11(　　)2-17=5	6+18-15=(　　)
16×2+2=(　　)	18÷3+13=(　　)	4+15+11=(　　)
18(　　)6+4=7	3×7-15=(　　)	4+18-16=(　　)
8(　　)6+12=26	9(　　)13-15=7	12×3-12=(　　)
3×12-2=(　　)	13+7-15=(　　)	8+16-12=(　　)
32÷8+2=(　　)	4+14+12=(　　)	11×3-15=(　　)
18(　　)6+4=7	18÷3+12=(　　)	11+14-7=(　　)
9+14-2=(　　)	12×3-15=(　　)	12-9+14=(　　)
7+12-3=(　　)	16(　　)8+13=15	16-4+12=(　　)
16÷4+2=(　　)	17-14+6=(　　)	14-9+13=(　　)
4×7+13=(　　)	13(　　)4-12=5	13-11+4=(　　)
2+14-6=(　　)	28÷4+13=(　　)	14+13+3=(　　)
9-8+12=(　　)	14-8+12=(　　)	26÷2+12=(　　)
3+12+7=(　　)	24÷3+12=(　　)	3+12+13=(　　)
4×2+15=(　　)	4+15-12=(　　)	12-8+11=(　　)

월 일

7×( )=7+14	16+( )=13+9	24-5=9+5+( )
24-( )=3×6	11×( )=15+7	12+24=3×7+( )
9+16=( )+7	4( )7=12+16	5( )2+7=19-2
14-9=( )÷4	26-( )=5+7	( )÷4+6=17-7
12-8=( )÷6	15( )9=18-12	4×8=12×( )+8
21÷3=15-( )	18( )4=9+13	25-( )=3×6-4
4×6=( )+14	15-12=( )÷3	( )÷8+3=21-14
17+6=13+( )	21-12=( )+2	23-4-( )=7+5
14+9=( )-4	21÷3=15-( )	16÷4+( )=13-5
14+9=7( )16	12-8=( )÷5	5+8+( )=24-3
16÷4=( )÷7	24÷8=16-( )	24÷6+5=15-( )
19+5=3×( )	( )÷4=15-8	17+8=5×2+( )
14-9=( )÷6	24÷3=4×( )	23+8=8×3( )7
( )÷9=18÷6	( )÷3=17-12	16+7=6+( )+4
15+( )=8×3	17-3=( )-4	( )×7+8=28-6
( )+7=5+16	19-2=( )+6	24-7-( )=5+6
12+( )=9+8	19+6=5×( )	3×4+( )=28-7
17+( )=4×6	9×3=16+( )	7×( )+5=9+17
2( )8=12+4	9×( )=12+6	18-8=18÷6+( )
4×( )=18+6	4( )6=16+8	3×6+4=18+( )

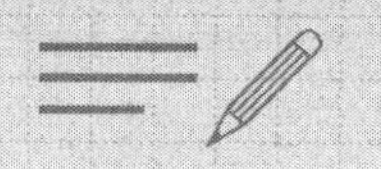

6개 칸은 1부터 6까지, 9개 칸은 1부터 9까지 가로, 세로 중복되지 않게 순서에 상관없이 공란에 기입한다.

1		6	2		3
	2		6	3	
3		2			5
			1	4	
	5	1		6	
					6

5	2		1		
		2		1	4
	4				2
4		3		2	
2	5				3
	3			4	

	5		4		6
	3		2	6	
5		3			
2	4		3		5
				5	
		2		3	1

6	1		3	9	4		2	7
8		7			6	1		9
	8	3		7		6	9	
2	6		8		9		7	3
		8		3		2		
7		6	4		5		3	8
1	5		7	4		3	6	
	7	2			1	5		4
5		4	2		3		1	6

9		1		8				3
4		5	9		6		1	7
	8		6	9		5	7	
8		9			1	3		2
	4	7		5	8		3	
2	9		7	1		6	8	
7		8	3		9	2		
	3	6		4	7		2	8
3	1		8	2		7	9	6

3		5		4	
		2	5		3
2				3	
	2	6		5	
1					4
5			4		2

		3	6		4
3		1		6	2
	3		2		
4			5		
	4			5	
6		4		3	

1		6	4		
	1	4		6	
3			6		
	2		3		4
2		1		3	
			1		2

7	3		2	9		8		4
4			8		2		7	1
	2	5		8		7	9	
3		2	7		1			9
8	4		3	1		9	2	
	7	1		4	9		5	8
5		4	9			6		2
9	5		4		7		3	
1	6			3	8		4	7

3		2		4		5	9	
8	4		2	9	6		5	3
		3	7			6		8
1		9		2		3	7	
6	2		9		4		3	1
	5	8		1		2		4
2		1	5		9		8	
7	3		1	8		9		2
	1	4		6	3		2	9

해답은 다음 페이지에 있습니다.

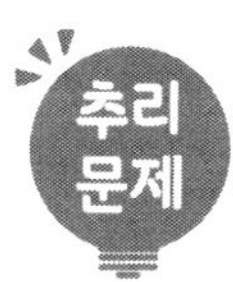

추리 문제 해답

◀ 118페이지 해답

1	4	6	2	5	3
5	2	4	6	3	1
3	6	2	4	1	5
6	3	5	1	4	2
2	5	1	3	6	4
4	1	3	5	2	6

5	2	4	1	3	6
3	6	2	5	1	4
1	4	6	3	5	2
4	1	3	6	2	5
2	5	1	4	6	3
6	3	5	2	4	1

3	5	1	4	2	6
1	3	5	2	6	4
5	1	3	6	4	2
2	4	6	3	1	5
6	2	4	1	5	3
4	6	2	5	3	1

6	1	5	3	9	4	8	2	7
8	3	7	5	2	6	1	4	9
4	8	3	1	7	2	6	9	5
2	6	1	8	5	9	4	7	3
9	4	8	6	3	7	2	5	1
7	2	6	4	1	5	9	3	8
1	5	9	7	4	8	3	6	2
3	7	2	9	6	1	5	8	4
5	9	4	2	8	3	7	1	6

9	7	1	5	8	2	4	6	3
4	2	5	9	3	6	8	1	7
1	8	2	6	9	3	5	7	4
8	6	9	4	7	1	3	5	2
6	4	7	2	5	8	1	3	9
2	9	3	7	1	4	6	8	5
7	5	8	3	6	9	2	4	1
5	3	6	1	4	7	9	2	8
3	1	4	8	2	5	7	9	6

119페이지 해답 ▶

3	1	5	2	4	6
6	4	2	5	1	3
2	6	4	1	3	5
4	2	6	3	5	1
1	5	3	6	2	4
5	3	1	4	6	2

5	1	3	6	2	4
3	5	1	4	6	2
1	3	5	2	4	6
4	6	2	5	1	3
2	4	6	3	5	1
6	2	4	1	3	5

1	3	6	4	2	5
5	1	4	2	6	3
3	5	2	6	4	1
6	2	5	3	1	4
2	4	1	5	3	6
4	6	3	1	5	2

7	3	6	2	9	5	8	1	4
4	9	3	8	6	2	5	7	1
6	2	5	1	8	4	7	9	3
3	8	2	7	5	1	4	6	9
8	4	7	3	1	6	9	2	5
2	7	1	6	4	9	3	5	8
5	1	4	9	7	3	6	8	2
9	5	8	4	2	7	1	3	6
1	6	9	5	3	8	2	4	7

3	8	2	6	4	1	5	9	7
8	4	7	2	9	6	1	5	3
4	9	3	7	5	2	6	1	8
1	6	9	4	2	8	3	7	5
6	2	5	9	7	4	8	3	1
9	5	8	3	1	7	2	6	4
2	7	1	5	3	9	4	8	6
7	3	6	1	8	5	9	4	2
5	1	4	8	6	3	7	2	9

제시된 단어를 3분간 외운 다음 종이로 가리고 밑의 기록란에 순서와 관계없이 생각나는 대로 5분 이내에 적기 바랍니다.

원화 지뢰 얼음 호미 지붕 울금 원소 제비 가족 영수증
실꾸리 원숭이 호남선 도선사 사우디 나눗셈 장생포
경리부 베토벤 목도장 공산품 지배인 고발자 저금통
중계기 딱따구리 나주평야

기록란

18 일(회)

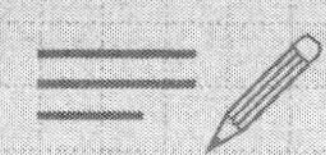

적합한 숫자나 기호(+, -, ×, ÷)를 (　　) 안에 넣으시오.

12×2+2=(　)　　6+14-12=(　)　　12×3+11=(　)

24÷8+6=(　)　　9(　)14-17=6　　12÷3+12=(　)

7+18+4=(　)　　13×2-12=(　)　　19-9+12=(　)

8+16-6=(　)　　17+5-13=(　)　　16+3+14=(　)

14+6-2=(　)　　17(　)12+3=8　　12-9+14=(　)

3+14+6=(　)　　13×3-14=(　)　　19-8+11=(　)

4(　)4-11=5　　12+4-12=(　)　　14+2+11=(　)

16+4-3=(　)　　17-12+6=(　)　　16-8+12=(　)

21(　)7+3=6　　12+13-3=(　)　　12-11+4=(　)

8+16-4=(　)　　24÷2+12=(　)　　22-15+3=(　)

3(　)6-11=7　　19-7+14=(　)　　18(　)3-2=4

4+15+3=(　)　　24÷3+14=(　)　　4+13+12=(　)

5×3-12=(　)　　2(　)12-16=8　　12-6+11=(　)

24÷4+6=(　)　　8+18-14=(　)　　12×3+13=(　)

9(　)2-9=9　　14×2-17=(　)　　19-9+13=(　)

3+14-9=(　)　　13+9-14=(　)　　16+2+13=(　)

12+6-7=(　)　　17-12+7=(　)　　18(　)2-3=6)

4×6-12=(　)　　15+4-16=(　)　　15(　)16-17=14

7(　)2-6=8　　16÷4+13=(　)　　12+13-8=(　)

9+5-12=(　)　　16÷2+13=(　)　　16(　)5-14=7

월 일

4×( )=13+7	14+( )=9+16	6+8=21-9+( )
11( )6=9+8	6( )4=7+17	32-7-4=9+( )
8+7=3( )5	( )×3=6+12	6×( )+7=19+6
16+9=5×( )	18-( )=11-6	2×8+( )=12×2
15÷3=8-( )	26-( )=14+3	7+15=4+5+( )
18÷2=( )-8	( )+18=12+9	6×3( )3=29-8
6+7=19-( )	14+4=( )-6	2×4+( )=7+16
16+2=6( )3	18-2=11+( )	29-( )=2×9+5
18-4=7×( )	8+14=( )+6	3×4+( )=3+18
17-3=7+( )	12+18=17+( )	7×3+( )=27+8
7( )3=19+2	13+( )=21-4	18-10=( )÷4+4
18-4=( )+4	14+( )=16+7	24÷8+( )=14-6
9+4=18-( )	14-( )=24÷3	24÷3+4=18-( )
( )÷3=12-8	( )÷5=12-7	11+4=( )+4+8
14+( )=9+16	5+18=13+( )	12+( )=2×4+8
18-( )=5+7	6+17=( )+12	26-( )=4×3+7
9( )7=2×8	19+7=( )+6	4×( )+16=18+6
16-( )=9-4	7+8=21-( )	3×6+( )=7+15
( )+13=2×9	7+( )=13+9	18+9=6+5+( )
12+( )=3×6	25-( )=13+8	11+9=6×6-( )

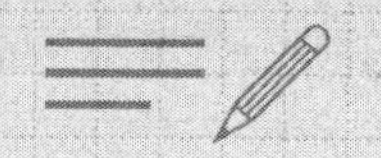

6개 칸은 1부터 6까지, 9개 칸은 1부터 9까지 가로, 세로 중복되지 않게 순서에 상관없이 공란에 기입한다.

4		3		2	5
6	3		2		
			4	6	
	2				6
1			3		
	6			1	4

	4	2			5
5	2		4		
					6
	1			6	
6		1	5		4
3			2	5	

6		4		3	
	5		4		2
	1	3			
2			3		1
4		2			
	3	5			6

9	4		7		6	8		5
6		7	4	9		5		2
	6	3		5	8		4	
1	5					9	3	
7		8	5		4	6		3
	8	5		7	1		6	9
8	3		6	2		7	1	
		6	3		2	4		1
3		4		6		2		8

	9	6	4		1		3	7
8		3		2		5	9	
	2		6	7				9
6		1	8		5	3		2
	8	5		4		7	2	
9	7		2	3	8		1	5
7		2	9		6	4		
	1	7		6		9		8
5	3		7		4		6	1

	1		2		3
	5			4	
6			4		5
	6				2
1		2		3	
5			3		4

	5	1			3
6	3		2		1
4		3		2	
				5	2
		4			
	6		5	1	

		5	3		
		3		5	2
2	4				
		4		6	3
3			6	4	
1		6			5

3	6		2		1		7	5
8	2			4			3	
		7	9		8	2		3
7	1		6		5		2	9
	7	1		9		5	8	
9		6	8		7	1		2
5	8		4	1			9	
	5	8		7	9		6	4
6	9		5		4	7		8

5	2		6		4		3	8
3		7		8		5	1	
		4	1		8	2		3
6	3		7	2	5		4	9
	8	6		7		4	9	
8		3	9		7	1		2
4				9	3		2	
	7	5		6		3		4
7	4		8		6	9		1

해답은 다음 페이지에 있습니다.

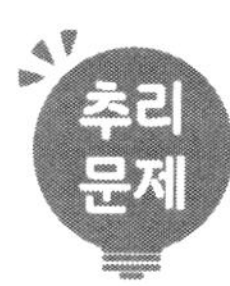

해답

◀ 124페이지 해답

4	1	3	6	2	5
6	3	5	2	4	1
2	5	1	4	6	3
5	2	4	1	3	6
1	4	6	3	5	2
3	6	2	5	1	4

1	4	2	6	3	5
5	2	6	4	1	3
2	5	3	1	4	6
4	1	5	3	6	2
6	3	1	5	2	4
3	6	4	2	5	1

6	2	4	1	3	5
3	5	1	4	6	2
5	1	3	6	2	4
2	4	6	3	5	1
4	6	2	5	1	3
1	3	5	2	4	6

9	4	1	7	3	6	8	2	5
6	1	7	4	9	3	5	8	2
2	6	3	9	5	8	1	4	7
1	5	2	8	4	7	9	3	6
7	2	8	5	1	4	6	9	3
4	8	5	2	7	1	3	6	9
8	3	9	6	2	5	7	1	4
5	9	6	3	8	2	4	7	1
3	7	4	1	6	9	2	5	8

2	9	6	4	5	1	8	3	7
8	6	3	1	2	7	5	9	4
4	2	8	6	7	3	1	5	9
6	4	1	8	9	5	3	7	2
1	8	5	3	4	9	7	2	6
9	7	4	2	3	8	6	1	5
7	5	2	9	1	6	4	8	3
3	1	7	5	6	2	9	4	8
5	3	9	7	8	4	2	6	1

125페이지 해답 ▶

4	1	5	2	6	3
2	5	3	6	4	1
6	3	1	4	2	5
3	6	4	1	5	2
1	4	2	5	3	6
5	2	6	3	1	4

2	5	1	4	6	3
6	3	5	2	4	1
4	1	3	6	2	5
1	4	6	3	5	2
5	2	4	1	3	6
3	6	2	5	1	4

6	2	5	3	1	4
4	6	3	1	5	2
2	4	1	5	3	6
5	1	4	2	6	3
3	5	2	6	4	1
1	3	6	4	2	5

3	6	9	2	8	1	4	7	5
8	2	5	7	4	6	9	3	1
1	4	7	9	6	8	2	5	3
7	1	4	6	3	5	8	2	9
4	7	1	3	9	2	5	8	6
9	3	6	8	5	7	1	4	2
5	8	2	4	1	3	6	9	7
2	5	8	1	7	9	3	6	4
6	9	3	5	2	4	7	1	8

5	2	9	6	1	4	7	3	8
3	9	7	4	8	2	5	1	6
9	6	4	1	5	8	2	7	3
6	3	1	7	2	5	8	4	9
2	8	6	3	7	1	4	9	5
8	5	3	9	4	7	1	6	2
4	1	8	5	9	3	6	2	7
1	7	5	2	6	9	3	8	4
7	4	2	8	3	6	9	5	1

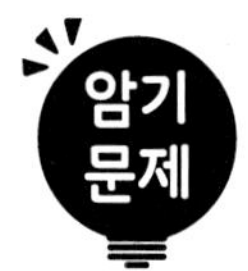

제시된 단어를 3분간 외운 다음 종이로 가리고 밑의 기록란에 순서와 관계없이 생각나는 대로 5분 이내에 적기 바랍니다.

낙지 찻집 인형 초가 콩밭 횟집 쿠바 폭죽 거울 약장수
창경궁 속사포 체납자 다락방 뜸부기 바레인 봉화군
작두콩 본보기 감시대 폭격기 교부금 각성제 올림픽
낙선재 지푸라기 방탄유리

기록란

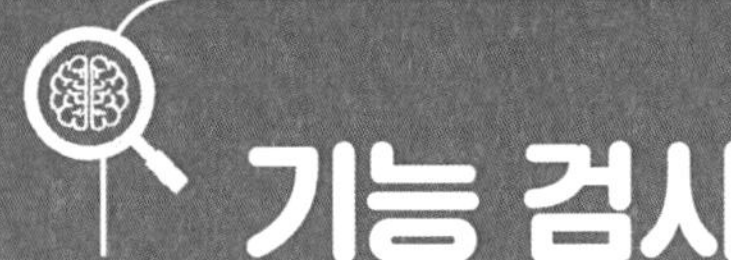

기능 검사

Speed Check-4회

☑ 숫자 읽기

아래 숫자를 숫자(예 4-사, 9-구, 3-삼, 6-육과 같이)로 끝까지 소리 내어 읽고 걸린 시간을 기록한다. [분 초]

9 6 7 4 8 4 6 9 3 5 6 4 5 8 4 5 4 7 9 8 4
9 6 3 7 3 9 6 8 5 4 7 9 3 3 4 5 8 5 8 5 4
7 8 3 6 5 4 6 7 6 9 3 5 8 7 6 8 3 4 8 6 9
4 6 7 8 3 6 9 7 6 3 9 6 8 9 9 5 3 4 7 6 9
7 9 5 7 8 4 7 6 3 9 8 4 9 7 6 3 8 5 4 6 7
9 5 8 4 7 8 5 3 9 5 7 5 8 6 4 7 9 4 6 5 7
8 6 3 8 3 5 6 8 3 7 6 3 8 8 5 5 7 6 8 3 8
5 9 3 7 9 4 8 7 3 5 8 6 7 9 4 7 8 6 5 3 7
8 6 3 8 4 7 6 9 7 3 5 6 8 3 5 9 3 5 4 7 5
8 9 4 8 6 6 8 3 7 5 3 8 4 5 8 6 5 7 9 5 6
9 4 6 9 4 5 3 4 7 8 3 7 8 7 5 8 3 3 5 4 3
6 7 3 8 5 6 6 5 8 7 9 5 9 4 7 8 9 5 3 7 4
4 9 6 8 3 5 7 8 4 3 7 5 4 9 3 8 4 9 4 5 7
4 8 5 9 6 5 5 6 4 5 8 4 5 4 7 9 8 4 9 6 3

☑ 색채 읽기

위 숫자를 숫자로 읽지 않고 색채(예 5-빨강, 6-파랑, 4-노랑, 7-빨강, 8-검정, 6-초록, 4-보라와 같이)로 소리 내어 읽는다. [분 초]

☑ 숫자 계산

숫자를 더해서 십 자리는 제하고 한 자릿수만 적는다. 예를 들어 9와 6을 더하면 15이지만 10은 제하고 5만, 6과 8을 더하면 14이지만 4만, 8과 3은 1을, 3과 7은 0을 숫자와 숫자 사이에 적는다(7. **책의 사용 방법 설명 참조**). 끝까지 한 다음 걸린 시간을 기록한다. **[　　　분　　　초]**

8 5 7 9 4 5 5 9 3 4 4 6 7 5 8 9 8 5 6 5 8 6 8
3 7 5 4 9 3 5 4 5 8 6 9 3 5 6 4 7 4 4 6 5 4 5
8 3 7 8 9 5 6 5 6 4 7 8 5 4 8 6 4 5 3 8 7 8 3
8 5 8 9 7 6 3 4 8 9 7 6 8 5 7 8 9 8 3 7 8 7 6
5 9 6 4 6 9 3 4 7 9 3 4 6 7 4 6 3 8 7 4 6 3 5
8 6 3 7 5 9 8 6 5 7 9 5 6 4 9 8 7 6 5 9 6 8 3
7 8 9 4 6 9 3 4 3 7 5 8 6 5 4 9 6 3 7 5 6 9 7
6 4 8 6 7 5 7 9 8 3 8 6 5 3 7 7 8 3 7 5 6 5 9
3 6 5 7 8 5 3 8 4 9 7 5 4 9 3 7 8 8 4 7 4 5 3
8 5 7 9 5 4 6 8 8 5 9 6 3 9 5 7 3 5 8 9 4 8 3
7 8 6 9 6 9 8 6 9 5 8 4 7 6 9 7 5 3 8 5 7 6 4
8 6 7 9 5 4 6 8 9 3 5 8 3 4 9 6 5 9 7 6 5 3 9
7 6 3 8 7 6 8 7 5 3 4 7 8 9 4 7 9 4 5 7 6 8
7 9 3 7 9 3 4 4 9 6 3 8 7 8 6 7 5 4 7 8 4 5 8
7 6 3 3 8 5 4 8 5 9 6 7 4 8 9 4 7 5 8 6 7 9 4
3 9 8 6 7 4 8 6 7 9 4 8 7 8 6 7 5 3 8 7 6 3 8
7 6 3 8 7 5 4 8 5 9 3 5 9 4 5 6 3 5 7 3 6 3 8
5 3 8 3 6 4 5 4 8 6 7 9 6 8 3 4 8 8 5 7 9 3 5

19 일(회)

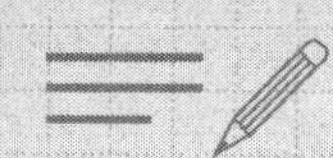

적합한 숫자나 기호(+, -, ×, ÷)를 (   ) 안에 넣으시오.

3+14-7=( )	14÷2+12=( )	4+12+11=( )
4+15+14=( )	13-7+13=( )	13+8-14=( )
21( )7+4=7	3( )7-14=7	18-4-11=( )
13+4-5=( )	15+9-13=( )	16-12+8=( )
14×2-8=( )	29-7-14=( )	8( )14-13=9
5×4+13=( )	13+4-15=( )	12( )11+4=5
16×3-8=( )	7( )14-12=9	12×3+14=( )
24÷6+3=( )	9+14-16=( )	7×5-16=( )
3×13-4=( )	13+4+18=( )	3( )14-18=24
21÷3+4=( )	3+17+16=( )	12×3-17=( )
12( )2-8=16	12÷6+15=( )	17-15+7=( )
8+9-15=( )	2×14-12=( )	15÷3+12=( )
3×6+16=( )	17+4-13=( )	14( )11+3=6
7( )7-12=2	12÷2+15=( )	11+13-4=( )
9( )3+5=8	19-9+13=( )	16÷2( )14=22
2+14+3=( )	12÷6+18=( )	7( )17-16=8
3×8-12=( )	5+12-13=( )	12-8+12=( )
5×5-13=( )	26-8-13=( )	7+15-14=( )
14( )3-8=9	18( )3-4=2	16-12+4=( )
3×5+4=( )	27-8-13=( )	9+18-14=( )

월 일

6+7=( )-6
9+6=5×( )
9+7=8×( )
( )÷4=8-2
18÷2=( )÷3
4×2=(72÷9
9-4=( )÷6
5( )3=6+9
( )-4=8+9
3+( )=9+7
4+( )=8+7
6( )9=7+8
9( )4=3+2
9( )3=9-6
2( )8=7+9
9÷3=( )-15
4×4=5+( )
3×9=( )+6
9+7=( )-3
8+9=2+( )

19+8=3( )9
17+4=3×( )
17-5=( )×4
18-9=18( )2
15+( )=3×8
( )+7=12×4
2( )9=15+3
6+18=15+( )
13+4=21-( )
16+8=17+( )
21+4=14+( )
23-( )=5+9
18-( )=7+4
13+( )=14+9
17-( )=4+7
( )+13=3×8
12+( )=18-2
17( )9=13+13
21-( )=11+5
17+18=5×( )

2×5( )5=19-4
3×5+( )=14+7
( )÷4+4=14-6
16÷2+( )=12+3
12÷( )+7=6+7
21-8=( )÷2+9
24÷( )+5=9+4
12+3=28-5-( )
21-9+( )=7+8
3×7-( )=18-6
7+( )+2=9+17
18+9=9×2+( )
21-7=18( )4
24÷2=6×3-( )
14+9=9+5+( )
28-7-( )=19-6
12+( )+8=21+4
7+8=23-14( )6
6( )3+3=26-5
11×2-( )=5+8

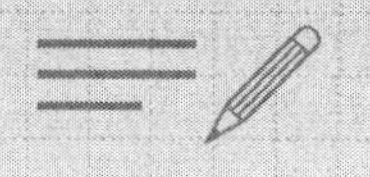

6개 칸은 1부터 6까지, 9개 칸은 1부터 9까지 가로, 세로 중복되지 않게 순서에 상관없이 공란에 기입한다.

		5		1	6
2		3	1		
	4		5	3	
3	1				
			4		
1		2		4	3

2	5			6	
	3		2		
3				1	4
		4	1		6
1		6		5	
				2	5

	2		1		3
3				4	
6		5	2		4
	5			3	
	1		6		
1		6		2	

6	9		8		3		2	4
9		8	2		6	1		7
	4	9		5		2	6	
7	1			2	4		3	5
		2	5		9	4		1
5	8		7	9		6	1	
		1			8		7	9
8	2		1	3		9		6
4			6		1		9	2

5		9	4		2	8		7
2	9			3		5	7	
		3	7		5		4	1
4	2		3		1	7		6
1		5		2		4	6	
	5	2			4			9
9	7		8	1		3	5	2
3		7	2		9	6		
	4	1		7	3		2	8

6				1	3
3		5			6
	5	3		2	
5					
	6		1		5
4	2			5	

	1				4
6		2			
	2	6			5
	5			4	
5		1	4		6
2			1	5	

	1	4			3
2			5	3	
6	2		3		4
		2		4	
		6			5
4				5	

8	1		4	6		9	2	5
2		1	7		6	3		8
	3	9		8	5		4	
4	6		9	2		5		1
		5	2		1		9	
3	5			1	7		6	9
	2	8		7				6
5		4	1		9		8	
7	9		3		2		1	4

5		6		4		1		7
2		3	5		6	7		
	4	8		6	2		5	9
4	1		7	3		9	2	
9		1	3		4	5		2
	7	2			5		8	3
	3		9	5		2	4	
8		9		7		4		1
3		4	6		7		1	5

해답은 다음 페이지에 있습니다.

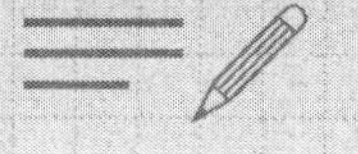

추리 문제 해답

◀ 132페이지 해답

4	2	5	3	1	6
2	6	3	1	5	4
6	4	1	5	3	2
3	1	4	2	6	5
5	3	6	4	2	1
1	5	2	6	4	3

2	5	1	4	6	3
6	3	5	2	4	1
3	6	2	5	1	4
5	2	4	1	3	6
1	4	6	3	5	2
4	1	3	6	2	5

5	2	4	1	6	3
3	6	2	5	4	1
6	3	5	2	1	4
2	5	1	4	3	6
4	1	3	6	5	2
1	4	6	3	2	5

6	9	5	8	1	3	7	2	4
9	3	8	2	4	6	1	5	7
1	4	9	3	5	7	2	6	8
7	1	6	9	2	4	8	3	5
3	6	2	5	7	9	4	8	1
5	8	4	7	9	2	6	1	3
2	5	1	4	6	8	3	7	9
8	2	7	1	3	5	9	4	6
4	7	3	6	8	1	5	9	2

5	3	9	4	6	2	8	1	7
2	9	6	1	3	8	5	7	4
8	6	3	7	9	5	2	4	1
4	2	8	3	5	1	7	9	6
1	8	5	9	2	7	4	6	3
7	5	2	6	8	4	1	3	9
9	7	4	8	1	6	3	5	2
3	1	7	2	4	9	6	8	5
6	4	1	5	7	3	9	2	8

133페이지 해답 ▶

6	4	2	5	1	3
3	1	5	2	4	6
1	5	3	6	2	4
5	3	1	4	6	2
2	6	4	1	3	5
4	2	6	3	5	1

3	1	5	2	6	4
6	4	2	5	3	1
4	2	6	3	1	5
1	5	3	6	4	2
5	3	1	4	2	6
2	6	4	1	5	3

5	1	4	2	6	3
2	4	1	5	3	6
6	2	5	3	1	4
3	5	2	6	4	1
1	3	6	4	2	5
4	6	3	1	5	2

8	1	7	4	6	3	9	2	5
2	4	1	7	9	6	3	5	8
1	3	9	6	8	5	2	4	7
4	6	3	9	2	8	5	7	1
6	8	5	2	4	1	7	9	3
3	5	2	8	1	7	4	6	9
9	2	8	5	7	4	1	3	6
5	7	4	1	3	9	6	8	2
7	9	6	3	5	2	8	1	4

5	2	6	8	4	9	1	3	7
2	8	3	5	1	6	7	9	4
7	4	8	1	6	2	3	5	9
4	1	5	7	3	8	9	2	6
9	6	1	3	8	4	5	7	2
1	7	2	4	9	5	6	8	3
6	3	7	9	5	1	2	4	8
8	5	9	2	7	3	4	6	1
3	9	4	6	2	7	8	1	5

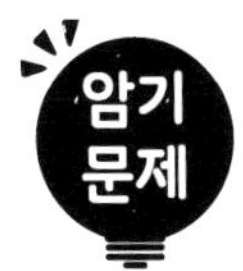

제시된 단어를 3분간 외운 다음 종이로 가리고 밑의 기록란에 순서와 관계없이 생각나는 대로 5분 이내에 적기 바랍니다.

지문 호박 안구 흑돔 제자 가지 공신 목성 벌집 지리산
어패류 지우게 팀파울 주례사 사모곡 도파민 나룻배
울릉군 경로당 베트남 목련화 공수표 호랑이 조각배
장신구 나폴레옹 남태평양

기록란

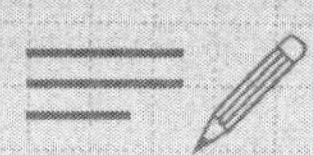

적합한 숫자나 기호(+, -, ×, ÷)를 (　　) 안에 넣으시오.

7(　　)8-12=3	18+7-14=(　　)	14+2+12=(　　)
16-4+6=(　　)	26-14+9=(　　)	18-9+15=(　　)
4×7-18=(　　)	14+8-13=(　　)	18(　　)3+3=9
7+17-6=(　　)	28÷4+14=(　　)	14+16+4=(　　)
8-3+12=(　　)	17-8+12=(　　)	28÷2+11=(　　)
7×4-11=(　　)	3+13+14=(　　)	12(　　)5+11=18
22(　　)8-9=5	3×12-13=(　　)	16(　　)2-13=19
21÷3+7=(　　)	4(　　)12-11=5	12×2-15=(　　)
12+4-9=(　　)	12(　　)2-15=9	13+14-8=(　　)
4+2+16=(　　)	21÷3+14=(　　)	12×6-15=(　　)
15÷5+15=(　　)	16(　　)13+4=7	2×14-13=(　　)
13×2-5=(　　)	19-4-12=(　　)	7+13-15=(　　)
22÷2+5=(　　)	5+24-17=(　　)	12×3-17=(　　)
9(　　)8-12=5	12(　　)3-18=18	9-7+14=(　　)
5+12-4=(　　)	17+6-12=(　　)	16(　　)8+13=15
15+4-7=(　　)	25-16+3=(　　)	18-8+16=(　　)
3×8-16=(　　)	24+6-15=(　　)	17+12+3=(　　)
18÷3+8=(　　)	24÷2+16=(　　)	7+15+17=(　　)
18(　　)3+2=8	6×4+12=(　　)	7+18-16=(　　)
2+8+18=(　　)	9+16-12=(　　)	14×2-15=(　　)

월 일

13+( )=18+4	14-( )=4×2	15+12-7=( )+14
18( )12=9-3	18-( )=7+6	2×12=6×( )+6
17-5=2( )6	3×7=9+( )	17( )8+7=19-3
7×3=14+( )	15+( )=27-6	12+( )=16+14
12+( )=2×8	4×( )=12×3	14+6=3×( )+2
5×6=17+( )	( )-4=12+6	9×2+( )=29-5
4×( )=3×8	4+17=3×( )	9+18=6+( )+12
6+7=21-( )	5×7=( )+18	4×( )+8=21-5
3( )5=12+3	21-5=( )+7	5×5-( )=9+8
13-8=( )÷3	22-6=2×( )	8×( )+6=18+12
( )÷3=16÷4	19+8=( )×3	( )÷6+4=17-9
11-5=( )÷3	24÷( )=9+3	5×3+6=17+( )
5×4=13+( )	( )÷3=2×4	12+3=( )÷4+8
( )+18=7×4	( )÷4=12-8	14-3=( )÷6+6
22-( )=12+4	7+8=19-( )	6×2+( )=13+7
7×( )=18+3	9+2=21-( )	21-( )=5×3+3
4( )6=12×2	17-5=( )-4	( )÷3+4=18-6
2×( )=14+2	14+7=( )+9	7-( )+6=15-4
13+( )=6+15	( )+12=18+7	17-9=3×2( )2
11+( )=13+4	26-( )=6×3	21-6=6( )4+5

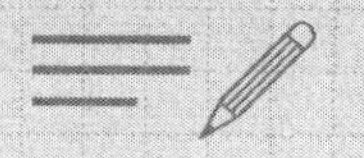

6개 칸은 1부터 6까지, 9개 칸은 1부터 9까지 가로, 세로 중복되지 않게 순서에 상관없이 공란에 기입한다.

5		4			1
	6		4		5
1				5	
4		3			6
	3			4	
2		1		6	

		3		2	
4				5	1
	6		1		5
5				6	
3		5	2		
		2		1	3

	6		1		5
	2		3	4	
1		2			
4	1		2		6
				1	
		1		5	2

3		9	2		4		7	5
	2		7	4		6	3	
5	8	2		1	6			7
		4	6		8		2	
1	4			6		8	5	
9		6	8		1	7		2
		3		2	7		1	
4	7		3	9		2	8	6
2		8	1		3	9		4

7		5	3		6		8	1
3	7				2		4	6
	4		5	2		6	1	
4			9		3	1		7
	5	8		3	9		2	
5		3	1		4	2		8
2	6		7	4		8	3	
		6		1	7		9	2
6	1		2		5	3		9

3					1
5		6			3
	4	2		3	
	1				2
6		1	5		
	5		1		6

		4	2		3
3		2		4	1
	3			2	
4			1		
	4		5		
6		5		1	

2		6			5
			1	5	
4		2		3	
		5			4
3			4	2	
	1	3			2

5		3		1		2	4	
8	2		1	4	9		7	3
		8	3			7		5
3		1		8		9	2	
6	9		8		7		5	1
	3	7		5		6		4
7		5	9		8		6	
4	7		6	9		1		8
	5	9		7	3		1	6

7		8	5		9		2	6
4	7		2	9		1		
	3	1		5	2		4	8
6		7	4			3	1	
2	5		9	7		8		1
	8	6		1	7		9	
8		9	6		1	5		
1	4		8	6		7	5	
	6		1		5		7	2

해답은 다음 페이지에 있습니다.

추리문제 해답

◀ 138페이지 해답

5	2	4	6	3	1
3	6	2	4	1	5
1	4	6	2	5	3
4	1	3	5	2	6
6	3	5	1	4	2
2	5	1	3	6	4

1	5	3	6	2	4
4	2	6	3	5	1
2	6	4	1	3	5
5	3	1	4	6	2
3	1	5	2	4	6
6	4	2	5	1	3

3	6	4	1	2	5
5	2	6	3	4	1
1	4	2	5	6	3
4	1	5	2	3	6
2	5	3	6	1	4
6	3	1	4	5	2

3	6	9	2	8	4	1	7	5
8	2	5	7	4	9	6	3	1
5	8	2	4	1	6	3	9	7
7	1	4	6	3	8	5	2	9
1	4	7	9	6	2	8	5	3
9	3	6	8	5	1	7	4	2
6	9	3	5	2	7	4	1	8
4	7	1	3	9	5	2	8	6
2	5	8	1	7	3	9	6	4

7	2	5	3	9	6	4	8	1
3	7	1	8	5	2	9	4	6
9	4	7	5	2	8	6	1	3
4	8	2	9	6	3	1	5	7
1	5	8	6	3	9	7	2	4
5	9	3	1	7	4	2	6	8
2	6	9	7	4	1	8	3	5
8	3	6	4	1	7	5	9	2
6	1	4	2	8	5	3	7	9

139페이지 해답 ▶

3	6	4	2	5	1
5	2	6	4	1	3
1	4	2	6	3	5
4	1	5	3	6	2
6	3	1	5	2	4
2	5	3	1	4	6

5	1	4	2	6	3
3	5	2	6	4	1
1	3	6	4	2	5
4	6	3	1	5	2
2	4	1	5	3	6
6	2	5	3	1	4

2	4	6	3	1	5
6	2	4	1	5	3
4	6	2	5	3	1
1	3	5	2	6	4
3	5	1	4	2	6
5	1	3	6	4	2

5	8	3	7	1	6	2	4	9
8	2	6	1	4	9	5	7	3
1	4	8	3	6	2	7	9	5
3	6	1	5	8	4	9	2	7
6	9	4	8	2	7	3	5	1
9	3	7	2	5	1	6	8	4
7	1	5	9	3	8	4	6	2
4	7	2	6	9	5	1	3	8
2	5	9	4	7	3	8	1	6

7	1	8	5	3	9	4	2	6
4	7	5	2	9	6	1	8	3
9	3	1	7	5	2	6	4	8
6	9	7	4	2	8	3	1	5
2	5	3	9	7	4	8	6	1
5	8	6	3	1	7	2	9	4
8	2	9	6	4	1	5	3	7
1	4	2	8	6	3	7	5	9
3	6	4	1	8	5	9	7	2

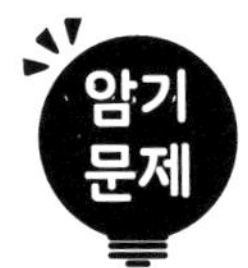

제시된 단어를 3분간 외운 다음 종이로 가리고 밑의 기록란에 순서와 관계없이 생각나는 대로 5분 이내에 적기 바랍니다.

인동 화폐 참돔 총각 잔대 풍구 수염 광대 논밭 총영사 놋그릇 풍뎅이 오징어 광복군 뒷마루 보조금 새조개 바지락 참기름 취수댐 미장원 감독관 코코넛 확대경 초음파 미꾸라지 콜롬비아

기록란

21 일(회)

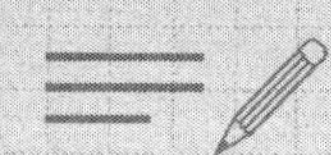

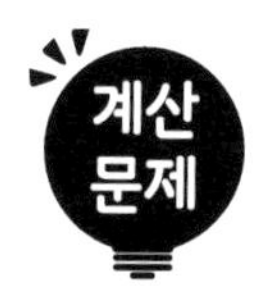

적합한 숫자나 기호(+, -, ×, ÷)를 (   ) 안에 넣으시오.

6+13-7=( )	14×2-12=( )	3+14-13=( )
8+9-14=( )	6+14-17=( )	12÷3+12=( )
12÷4+9=( )	3×12-13=( )	16÷4+17=( )
8÷2+13=( )	2( )11-14=8	12÷2+14=( )
13×3-8=( )	7+18-13=( )	12×3-15=( )
18÷6+5=( )	28÷4+12=( )	7( )12-13=6
12( )6-9=9	3×6+12=( )	8+18-15=( )
3( )7-13=8	4+18-15=( )	13×4-12=( )
13( )4-8=9	5+14-14=( )	3( )7-13=8
12÷4+5=( )	6+27+13=( )	16×2-13=( )
12+7+9=( )	18÷2+13=( )	12+12-9=( )
3+2+12=( )	3×16-18=( )	18÷2+13=( )
12÷3+2=( )	7( )2-11=3	12×2-8=( )
17+4+9=( )	18÷2+18=( )	14+15-8=( )
8( )2-11=5	3×12-15=( )	12÷6+14=( )
3+12+6=( )	13×3-17=( )	21( )7+14=17
7+14-9=( )	16+5-14=( )	13+7+12=( )
17+8-2=( )	27-17+6=( )	18( )9+12=21
4×5-14=( )	23+7-15=( )	12+14+3=( )
6+15-9=( )	18÷3+12=( )	12+16-9=( )

월 일

7×( )=15+6
( )+13=4×6
13+7=4( )5
6+2=14( )6
9+8=12+( )
6×3=11( )7
2×6=17-( )
16-7=3×( )
8×4=( )-6
6-3=( )÷4
( )÷6=14-11
19+5=4×( )
14+5=( )+9
8( )2=9+7
8+9=12+( )
6+7=18-( )
9( )7=12+4
21( )5=9+7
( )+7=14+5
11+( )=4+18

16( )6=24-2
4( )7=19+9
( )+6=17-4
18( )6=8×3
12+( )=3×7
( )-4=17+8
24+6=5×( )
4×9=13+( )
21-9=15-( )
5×6=12+( )
24-5=( )+8
4×( )=17+15
16+( )=12×3
18+( )=3×8
12+7=25-( )
17-5=( )-6
14+6=( )+3
18-6=( )+8
9+( )=16+7
( )+5=16+3

14+4=3×8-( )
4+17=3+3+( )
12+8+( )=4×6
6+( )=12×2-7
23-5-7=4+( )
7×( )+9=14+9
( )+12=24+6-12
( )-3=2×8-5
14+( )=3×9-6
4×( )+3=32-5
24÷6+5=17-( )
3×7+4=17+( )
3×8-8=( )+7
24-15=( )÷6+3
3×6+( )=27+6
16+( )=14+8
24-( )+4=16-3
( )×7=6+15
2×9=24-( )
18+9=3×3×( )

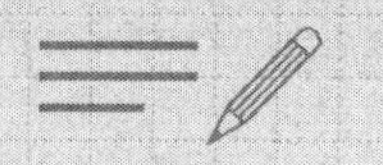

6개 칸은 1부터 6까지, 9개 칸은 1부터 9까지 가로, 세로 중복되지 않게 순서에 상관없이 공란에 기입한다.

5	3			2	
		4			3
4				1	
	4	2			
		5		6	4
1	5		6		2

	1	5			6
6		2	5		3
	2			5	
2				3	
		1			2
1			6	2	

1		5		4	
	1		6		4
	5	1			
6			1	3	
2		6			
	6	2			3

4	6		7		1	8		9
	9	6		8	4		5	3
2		1		3		6	9	
	2		3		6	4		5
1		9		2	7			6
6	8		9	7		1	4	
		2	6		9	7		
8		7		9	5			4
5	7		8	6		9	3	1

6	9		2		3	1		7
2		9		4		6		3
	1	5		9	4		6	
9	3		5			4	8	
3		1	8		9	7		4
	2	6		1	5		7	9
5	8		1	7		9	4	
		8	6		7	5		2
4		2		6		8		5

		1	4		2
		4		3	
	4		5		3
	2				1
1		3		2	
3			2		6

	4	2			5
	2		4		
3					1
	3		5		
2		3		4	6
4			3	6	

3			4		5
	2	4			1
1	4		2		
		3			6
	3		1		
2		1	3		

1	4		5	9		3		8
3			7		9		8	1
	1	8		6		9	3	
5		6	9		2			3
2	5		6	1		4	7	
	2	9		7	5		4	6
4		5	8			6		2
9	3		4		6		5	
6	9			5	3		2	4

9	4			1	8		2	6
		2	7		3	9		
2	6		5	3		7	4	8
5		3			4		7	2
	3	6		9	7	4		5
7	2		1			3	9	
1		8		2	9		3	7
		4	9		5	2		
3	7		6	4		8	5	

해답은 다음 페이지에 있습니다.

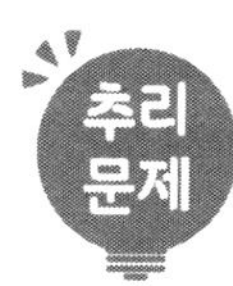

해답

◀ 144페이지 해답

5	3	1	4	2	6
2	6	4	1	5	3
4	2	6	3	1	5
6	4	2	5	3	1
3	1	5	2	6	4
1	5	3	6	4	2

3	1	5	2	4	6
6	4	2	5	1	3
4	2	6	3	5	1
2	6	4	1	3	5
5	3	1	4	6	2
1	5	3	6	2	4

1	3	5	2	4	6
5	1	3	6	2	4
3	5	1	4	6	2
6	2	4	1	3	5
2	4	6	3	5	1
4	6	2	5	1	3

4	6	3	7	5	1	8	2	9
7	9	6	1	8	4	2	5	3
2	4	1	5	3	8	6	9	7
9	2	8	3	1	6	4	7	5
1	3	9	4	2	7	5	8	6
6	8	5	9	7	3	1	4	2
3	5	2	6	4	9	7	1	8
8	1	7	2	9	5	3	6	4
5	7	4	8	6	2	9	3	1

6	9	4	2	8	3	1	5	7
2	5	9	7	4	8	6	1	3
7	1	5	3	9	4	2	6	8
9	3	7	5	2	6	4	8	1
3	6	1	8	5	9	7	2	4
8	2	6	4	1	5	3	7	9
5	8	3	1	7	2	9	4	6
1	4	8	6	3	7	5	9	2
4	7	2	9	6	1	8	3	5

145페이지 해답 ▶

5	3	1	4	6	2
2	6	4	1	3	5
6	4	2	5	1	3
4	2	6	3	5	1
1	5	3	6	2	4
3	1	5	2	4	6

1	4	2	6	3	5
5	2	6	4	1	3
3	6	4	2	5	1
6	3	1	5	2	4
2	5	3	1	4	6
4	1	5	3	6	2

3	6	2	4	1	5
5	2	4	6	3	1
1	4	6	2	5	3
4	1	3	5	2	6
6	3	5	1	4	2
2	5	1	3	6	4

1	4	2	5	9	7	3	6	8
3	6	4	7	2	9	5	8	1
7	1	8	2	6	4	9	3	5
5	8	6	9	4	2	7	1	3
2	5	3	6	1	8	4	7	9
8	2	9	3	7	5	1	4	6
4	7	5	8	3	1	6	9	2
9	3	1	4	8	6	2	5	7
6	9	7	1	5	3	8	2	4

9	4	7	3	1	8	5	2	6
4	8	2	7	5	3	9	6	1
2	6	9	5	3	1	7	4	8
5	9	3	8	6	4	1	7	2
8	3	6	2	9	7	4	1	5
7	2	5	1	8	6	3	9	4
1	5	8	4	2	9	6	3	7
6	1	4	9	7	5	2	8	3
3	7	1	6	4	2	8	5	9

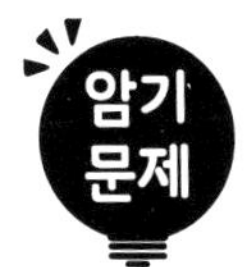

제시된 단어를 3분간 외운 다음 종이로 가리고 밑의 기록란에 순서와 관계없이 생각나는 대로 5분 이내에 적기 바랍니다.

안개 양말 넙치 지게 영어 장판 혜성 모자 사향 여객선
트럼펫 조개젓 공사채 두루미 가이드 사진관 모시풀
도롱뇽 골프채 베를린 월정사 경보기 현악기 즉흥시
장희빈 백수건달 도립공원

기록란

22 일(회)

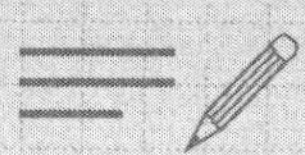

적합한 숫자나 기호(+, -, ×, ÷)를 (   ) 안에 넣으시오.

7(   )9-13=3

7×5-14=(   )

8+8-11=(   )

12(   )4+3=6

7+13-7=(   )

6×6-21=(   )

15×2+6=(   )

13×3+4=(   )

14+2+7=(   )

3(   )7-14=7

3×11+5=(   )

18÷2+2=(   )

12÷3+9=(   )

22-5(   )8=9

12+8+4=(   )

11×3+7=(   )

16÷8(   )7=9

13+9-5=(   )

4+2+19=(   )

3×12-9=(   )

3×5+12=(   )

8+17-14=(   )

3×12-13=(   )

8+14-12=(   )

14÷7(   )13=15

8+15-13=(   )

19(   )5-11=3

18÷9+17=(   )

6×5-12=(   )

7+15-13=(   )

17+8-17=(   )

8+19-17=(   )

12÷4+11=(   )

3(   )12-14=22

11-6+18=(   )

27-6-13=(   )

28(   )7+13=17

3×4+14=(   )

9+15-12=(   )

18+6(   )13=11

4+13(   )12=5

12×3-11=(   )

16(   )4+12=16

13×3-12=(   )

8+16-15=(   )

14(   )3-12=30

4+18-13=(   )

2+12+13=(   )

4+17-16=(   )

16×2-12=(   )

7+13-14=(   )

12×2-16=(   )

12+15-7=(   )

19(   )6-11=14

16-14+7=(   )

9+14(   )16=7

8+19-14=(   )

9+16-12=(   )

12×3-12=(   )

4+12-14=(   )

월 일

22-( )=7+8
11+( )=9×2
5×5=13+( )
3×6=21-( )
13+9=6( )16
15+3=9( )2
3×6=12+( )
16+7=8( )15
19+( )=3×8
12+4=8( )2
9( )4=16-3
18÷2=4( )5
3×6=11+( )
( )÷6=12-8
13+( )=16+9
( )+8=17+9
12-( )=9-2
12+( )=8+7
( )+9=7+14
14+( )=15+6

16+( )=4×6
22-( )=4×4
16+( )=3×9
( )+7=28-6
12+( )=14+6
( )+18=5×7
13+8=3×( )
5×6=( )+16
21-9=( )-2
24-6=7+( )
19-7=6( )6
24÷( )=13-9
24÷( )=2+6
12+( )=5×5
15+8=11+( )
18+7=( )+9
13+6=24-( )
15+13=( )×7
16+( )=21+7
25-( )=16-7

24-5=9+( )+4
4×8-4=17+( )
14+( )=3×9
( )-4=22+4
7×3=3×( )+3
4×4+( )=29-5
( )+14=6+16
( )-13=21-9
7+( )+4=9+8
3×4+( )=14+8
18÷6+12=5+( )
5( )6-7=15+8
3×8=3×2+( )
14÷7+4=16-( )
8( )4=18-6
8( )4=16-12
8( )4=16+16
8( )4=16-14
14-3=( )÷3+4
14+9=( )+16

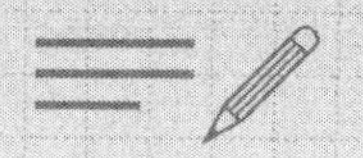

6개 칸은 1부터 6까지, 9개 칸은 1부터 9까지 가로, 세로 중복되지 않게 순서에 상관없이 공란에 기입한다.

6	4		5		3
		5			
			6	2	
	3	1		6	
		4	1		5
4	2			5	

2		6		1	
	2		1		
4				3	1
	3	5			4
5	1			4	
				2	6

	1		2		3
		1		2	
	5			4	
5		6	3		4
	6				2
1			5	3	

2	7	3		1			8	5
5	1		9	4		7	2	
		9	3		6	1		2
1	6	2		9			7	
9	5		4		7		6	3
		8		6		9	4	
4	9		8		2	6		7
	2		1	5		8	3	
3		4		2	1		9	6

5		4		7				6
2		1	6		9		7	3
	4		2	9		1	3	
4		3			2	7		5
	5	7		1	6		4	
3	9		7	5		6	8	4
9		8	4		7	3		
	7	9		3	8		6	2
6	3		1	8		9	2	

6		4		3	5
4	6		5		
			3	5	
	1				4
3			4		
	3	5			6

2	5			6	
		4	1		6
3	6		5		
6	3			4	
		3			
	4		3		2

4				6	
	4		6		5
5	2		4		3
2		3		4	
	3	1		2	
					1

6		5	8	1		7		9
2			4		9		8	5
	5	8		4		1	6	
5		4	7		3	6		8
8	4		1			9	5	
	9	3		8	2		1	7
7		6	9			8		1
1	6		3		8		7	
3	8			7	1		9	6

3		1	6		9	2		5
8	4			9		7	3	
		4	9		3		1	8
9	5		3		6	8		2
2		9		3		1	6	
	6	8			7			3
4	9		7	5		3	8	6
7		5	1		4	6		
	1	3		6	2		9	7

해답은 다음 페이지에 있습니다.

해답

◀ 150페이지 해답

6	4	2	5	1	3
3	1	5	2	4	6
1	5	3	6	2	4
5	3	1	4	6	2
2	6	4	1	3	5
4	2	6	3	5	1

2	4	6	3	1	5
6	2	4	1	5	3
4	6	2	5	3	1
1	3	5	2	6	4
5	1	3	6	4	2
3	5	1	4	2	6

4	1	5	2	6	3
6	3	1	4	2	5
2	5	3	6	4	1
5	2	6	3	1	4
3	6	4	1	5	2
1	4	2	5	3	6

2	7	3	6	1	9	4	8	5
5	1	6	9	4	3	7	2	8
8	4	9	3	7	6	1	5	2
1	6	2	5	9	8	3	7	4
9	5	1	4	8	7	2	6	3
7	3	8	2	6	5	9	4	1
4	9	5	8	3	2	6	1	7
6	2	7	1	5	4	8	3	9
3	8	4	7	2	1	5	9	6

5	2	4	9	7	3	8	1	6
2	8	1	6	4	9	5	7	3
7	4	6	2	9	5	1	3	8
4	1	3	8	6	2	7	9	5
8	5	7	3	1	6	2	4	9
3	9	2	7	5	1	6	8	4
9	6	8	4	2	7	3	5	1
1	7	9	5	3	8	4	6	2
6	3	5	1	8	4	9	2	7

151페이지 해답 ▶

6	2	4	1	3	5
4	6	2	5	1	3
2	4	6	3	5	1
5	1	3	6	2	4
3	5	1	4	6	2
1	3	5	2	4	6

2	5	1	4	6	3
5	2	4	1	3	6
3	6	2	5	1	4
6	3	5	2	4	1
4	1	3	6	2	5
1	4	6	3	5	2

4	1	5	3	6	2
1	4	2	6	3	5
5	2	6	4	1	3
2	5	3	1	4	6
6	3	1	5	2	4
3	6	4	2	5	1

6	2	5	8	1	4	7	3	9
2	7	1	4	6	9	3	8	5
9	5	8	2	4	7	1	6	3
5	1	4	7	9	3	6	2	8
8	4	7	1	3	6	9	5	2
4	9	3	6	8	2	5	1	7
7	3	6	9	2	5	8	4	1
1	6	9	3	5	8	2	7	4
3	8	2	5	7	1	4	9	6

3	8	1	6	4	9	2	7	5
8	4	6	2	9	5	7	3	1
6	2	4	9	7	3	5	1	8
9	5	7	3	1	6	8	4	2
2	7	9	5	3	8	1	6	4
1	6	8	4	2	7	9	5	3
4	9	2	7	5	1	3	8	6
7	3	5	1	8	4	6	2	9
5	1	3	8	6	2	4	9	7

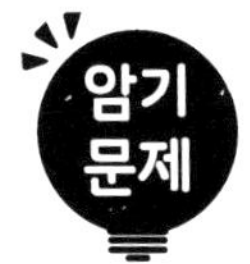

제시된 단어를 3분간 외운 다음 종이로 가리고 밑의 기록란에 순서와 관계없이 생각나는 대로 5분 이내에 적기 바랍니다.

아욱 줄기 헤엄 여군 여당 엽전 젓갈 가업 기생 아황산
정거장 우편함 교향곡 가야국 모나코 번갯불 사기꾼
대합실 재보험 공납금 기저귀 준회원 경운기 헤드폰
경의선 헬리콥터 꼬마전구

기록란

23 일(회)

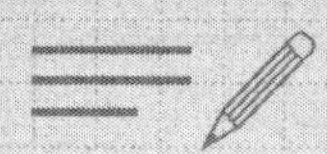

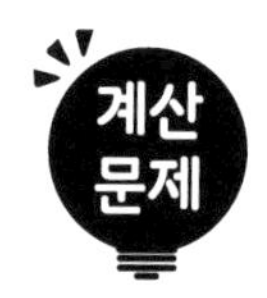

적합한 숫자나 기호(+, -, ×, ÷)를 (　　) 안에 넣으시오.

4+12-8=(　)	16÷2+14=(　)	14(　)7+13=15
13+4(　)9=8	25-16(　)5=14	13-6+17=(　)
3(　)8-15=9	24+7-18=(　)	14+15-3=(　)
4+12-8=(　)	27÷9(　)14=17	21(　)12+4=13
12(　)6+7=9	16+4+18=(　)	36-14-9=(　)
22-9-8=(　)	3×13+14=(　)	27-3-14=(　)
15-5+7=(　)	13+6+15=(　)	24(　)14+7=17
11×2-4=(　)	28(　)8-12=8	9+12-14=(　)
18÷2(　)4=5	16(　)4+12=16	7+13-12=(　)
2×12-6=(　)	12+8-15=(　)	4+19-16=(　)
21÷3×3=(　)	3+18-12=(　)	12×2-13=(　)
14÷2+14=(　)	12+15-7=(　)	13×3-16=(　)
8×3-4=(　)	19+8-14=(　)	7+18-15=(　)
14÷2(　)4=3	8+12-18=(　)	7+16-17=(　)
11+9-6=(　)	3(　)13-14=25	8+17-13=(　)
3+6+17=(　)	4+18-17=(　)	12(　)6-11=61
4×8-4=(　)	12(　)7-14=5	7(　)15-16=6
18×2+3=(　)	4+17-15=(　)	12×2-15=(　)
14+8+2=(　)	14÷2+16=(　)	14+16-3=(　)
3+4+16=(　)	3×13-18=(　)	18÷3+13=(　)

월 일

12+( )=9+17
18+( )=8×3
15( )2=3+14
14+3=9( )8
6×3=( )+9
9+7=12+( )
7×3=( )+12
9( )12=3×7
( )÷4=8-3
14-8=( )÷5
( )÷3=7-3
2+4=( )÷6
16-8=( )÷2
( )×3=12+9
3( )6=12+6
16( )6=14+8
14( )2=9+7
18( )6=9+3
18( )3=12-6
15+( )=3×8

16+( )=24+6
21-( )=8+7
( )-2=13+7
( )+16=9+14
( )-5=18-3
17+( )=14+8
( )+8=21-7
5×7=16+( )
3×8=( )+12
22-5=8+( )
12+8=4+( )
24÷( )=15-7
( )÷3=17-9
( )×6=15+9
6+8=26-( )
14+7=8+( )
9+5=21-( )
18-4=( )-7
( )+14=11×3
18+( )=16+9

12+9=3×( )+9
17+7=4×4+( )
7×6=12+( )+23
3( )5+6=27-6
11+( )=16+8
7×4-7=14+( )
16+( )=28-7
12+6+( )=21+7
3( )7+6=19+8
3×( )+5=18+8
28+6=2×( )
17-8=( )÷9+6
14-6=( )÷4+3
12×4-13=( )+21
5×6+( )=22+18
23-( )=12+4
7+( )+4=16+8
5×3+( )=6+19
14+9=7+( )
19+5=3×4+( )

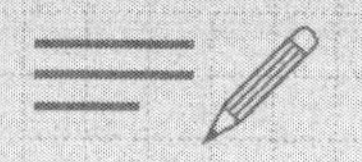

6개 칸은 1부터 6까지, 9개 칸은 1부터 9까지 가로, 세로 중복되지 않게 순서에 상관없이 공란에 기입한다.

5	2		3		
		3		4	1
	1				
1			5		6
	6			5	
6		1	4		5

			2	5	
5				3	1
	6	2			5
6				4	
4		3	5		
		1		6	4

3	5		4		
	2				
2		6		1	5
			5		1
	3	5		6	
5		3			2

4	8		7		5		3	6
7	2			4			6	
		3	8		6	1		7
1	5		4		2		9	3
	7	1		9		8	2	
8		6	2		9	4		1
2	6		5	8			1	
	1	4		3	7		5	8
9	4		3		1	5		2

3		8		9				7
5		1	7		6		4	9
	8		3	7		4	9	
9		5			1	3		4
	9	7		8	3		1	
7	5		9	4		1	6	2
6		2	8		7	9		
	2	9		1	5		3	8
8	6		1	5		2	7	

4		3		2	
		5	2		1
3				1	
	4		3	5	
5			1		6
2					3

	2		1		3
	6			3	
		6			5
		3		4	
1	3		2		4
3		1	4		

	4		3	5	
					5
3		1	4		2
	1			2	
	3		2		6
4		2		1	

4	3		5		7		9	6
1		5	2		4	7		3
	5	1		4		3	2	
9	8			7	3		5	2
		7	4		6	9		5
8	7		9	6		5	4	
					1		3	9
2	1		3	9		8		4
5		9	6		8		1	7

1		2	8		9	7		5
7	3			1		4	9	
		4	1		2		5	7
5	1		3		4	2		9
9		1		3		6	2	
	9	5			3			8
6	2		4	9		3	8	1
8		9	6		7	5		
	7	3		5	1		4	6

해답은 다음 페이지에 있습니다.

해답

◀ 156페이지 해답

5	2	6	3	1	4
2	5	3	6	4	1
4	1	5	2	6	3
1	4	2	5	3	6
3	6	4	1	5	2
6	3	1	4	2	5

1	4	6	2	5	3
5	2	4	6	3	1
3	6	2	4	1	5
6	3	5	1	4	2
4	1	3	5	2	6
2	5	1	3	6	4

3	5	1	4	2	6
6	2	4	1	5	3
2	4	6	3	1	5
4	6	2	5	3	1
1	3	5	2	6	4
5	1	3	6	4	2

4	8	2	7	1	5	9	3	6
7	2	5	1	4	8	3	6	9
5	9	3	8	2	6	1	4	7
1	5	8	4	7	2	6	9	3
3	7	1	6	9	4	8	2	5
8	3	6	2	5	9	4	7	1
2	6	9	5	8	3	7	1	4
6	1	4	9	3	7	2	5	8
9	4	7	3	6	1	5	8	2

3	1	8	5	9	4	6	2	7
5	3	1	7	2	6	8	4	9
1	8	6	3	7	2	4	9	5
9	7	5	2	6	1	3	8	4
2	9	7	4	8	3	5	1	6
7	5	3	9	4	8	1	6	2
6	4	2	8	3	7	9	5	1
4	2	9	6	1	5	7	3	8
8	6	4	1	5	9	2	7	3

157페이지 해답 ▶

4	1	3	6	2	5
6	3	5	2	4	1
3	6	2	5	1	4
1	4	6	3	5	2
5	2	4	1	3	6
2	5	1	4	6	3

6	2	4	1	5	3
4	6	2	5	3	1
2	4	6	3	1	5
5	1	3	6	4	2
1	3	5	2	6	4
3	5	1	4	2	6

2	4	6	3	5	1
6	2	4	1	3	5
3	5	1	4	6	2
5	1	3	6	2	4
1	3	5	2	4	6
4	6	2	5	1	3

4	3	8	5	2	7	1	9	6
1	9	5	2	8	4	7	6	3
6	5	1	7	4	9	3	2	8
9	8	4	1	7	3	6	5	2
3	2	7	4	1	6	9	8	5
8	7	3	9	6	2	5	4	1
7	6	2	8	5	1	4	3	9
2	1	6	3	9	5	8	7	4
5	4	9	6	3	8	2	1	7

1	6	2	8	4	9	7	3	5
7	3	8	5	1	6	4	9	2
3	8	4	1	6	2	9	5	7
5	1	6	3	8	4	2	7	9
9	5	1	7	3	8	6	2	4
4	9	5	2	7	3	1	6	8
6	2	7	4	9	5	3	8	1
8	4	9	6	2	7	5	1	3
2	7	3	9	5	1	8	4	6

제시된 단어를 3분간 외운 다음 종이로 가리고 밑의 기록란에 순서와 관계없이 생각나는 대로 5분 이내에 적기 바랍니다.

퉁소 치과 상어 신문 촉새 어른 잔디 화성 차트 어금니
착암기 찬가게 측후소 보조개 상속세 노처녀 관현악
두만강 미나리 간상체 화순군 건전지 개머루 잔모래
질경이 암행어사 두부찌개

기록란

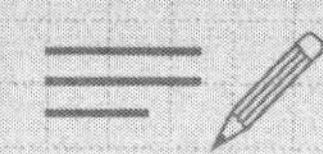

적합한 숫자나 기호(+, -, ×, ÷)를 (   ) 안에 넣으시오.

3×4+12=(   )

12÷2+13=(   )

4+9-11=(   )

21-9-8=(   )

12+4+3=(   )

4×6(   )17=7

3×12-9=(   )

28(   )7+5=9

16+3+4=(   )

9(   )8-12=5

14÷2+5=(   )

7(   )3-18=3

6+17+4=(   )

14+6+8=(   )

12×3+8=(   )

24÷4+4=(   )

16+8+8=(   )

7+3+11=(   )

18÷6+8=(   )

21÷3+6=(   )

21+6-14=(   )

9-7+13=(   )

3+15-14=(   )

3×12-13=(   )

12+5(   )12=5

6(   )18-17=7

14+2+13=(   )

6+21-14=(   )

18÷3+13=(   )

2×16-18=(   )

8+14-12=(   )

12×2(   )12=12

14×2-13=(   )

12+6+14=(   )

26-7-12=(   )

18÷9+16=(   )

5(   )14-12=58

3+18-16=(   )

8+12-15=(   )

9+15-14=(   )

14×2-14=(   )

12+15(   )8=19

17-8(   )13=22

24(   )6+15=19

26-16+4=(   )

14×2-13=(   )

7+18(   )15=10

13×3+14=(   )

12+12-9=(   )

12÷4(   )12=15

12×3-14=(   )

16+8-17=(   )

27-9+18=(   )

19(   )15+4=8

7+16-15=(   )

6+12+14=(   )

9+12-15=(   )

16(   )3-17=31

7×3-15=(   )

5×3+12=(   )

월 일

12+( )=8×2	16+( )=14+9	14+11=12+( )
3( )5=9+6	19+( )=14+7	16+8=4×( )+8
3×8=15+( )	( )+19=3×9	18+( )=3×12-7
4×4=( )+7	14+( )=3×9	( )÷6+6=21-11
5×4=11+( )	17+( )=14×2	3+7=( )÷7+7
15+7=( )+14	( )÷3=15-9	( )÷8+4=15-8
12-9=( )÷5	12-8=( )÷3	( )+18=6×6
6×4=( )+15	14-9=( )÷6	( )+3=23-8
7-4=( )÷8	12-5=( )÷2	22-( )=3×8-9
4+2=( )÷4	15-9=( )÷4	3×4+( )=18+6
( )÷2=2+4	22-8=5+( )	7+3+( )=27-8
7-2=( )÷3	21-( )=7+9	13+4=24-9+( )
9×4=19+( )	( )÷3=4+3	24+12=6×3+( )
18+( )=6×4	( )÷4=18-14	14-3=( )÷5+6
2×( )=5+9	3×( )=18-6	3×6-( )=18-2
13( )3=9+7	17+4=( )+8	11( )4=5+2
18+( )=9×3	17+7=( )+6	4×6+( )=18+18
5×( )=13+7	16-6=( )-3	12+( )=6+15
18-( )=4+3	19-( )=6+5	8×4=16+( )+6
13( )8=14+7	19-( )=6+7	19+7=14+( )

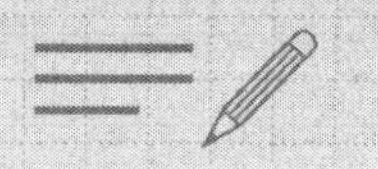

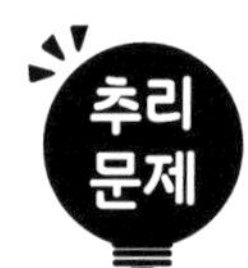

6개 칸은 1부터 6까지, 9개 칸은 1부터 9까지 가로, 세로 중복되지 않게 순서에 상관없이 공란에 기입한다.

1			5		6
5		6			4
	6	4		5	
6					
	1		2		3
2	5			4	

4			1	5	
			5		6
	2			1	4
3				4	
5		4	2		
	3			2	5

	3				
4			5		6
	4		2		
3		2		1	5
	2	4			1
2			3	6	

2	5		3		1		9	4
9	3			5			7	
		1	5		3	8		6
8	2		9		7		6	1
	8	2		1		9	3	
1		7	2		9	5		3
6	9		7	2			4	
	6	9		8	2		1	5
7	1		8		6	2		9

7	2			4	1		5	3
1		2		7		3	8	
		5	3		7	6		9
9	4		8	6	3		7	5
	9	6		2		7	3	
2		3	1		5	4		7
6				3	9		4	
	3	9		5		1		4
3	7		2			5	1	8

	2		1		6
		3		1	
6			3		2
	1				5
1	5			6	
5			2		1

	6	4			3
5	3		4		6
		3		4	
				1	5
6		2			
	1		2	6	

		1	4		
		5		6	3
2			6		
		6		1	4
1	4			3	
3		4			2

6		4		8		7	5	
9	3		5	2	6		8	4
		3	1			6		9
8		6		1		9	7	
2	5		7		8		1	6
	7	2		6		5		8
7		5	3		4		6	
3	6		8	5		4		7
	4	8		3	7		9	5

9	7		5		2	4		3
2		3		1		6		5
	5	8		6	9		4	
4	2		9			8	1	
1		2	6		3	5		4
	3	6		4	7		2	8
8	6		4	7		3	5	
		4	8		5	7		6
6		7		5		1		9

해답은 다음 페이지에 있습니다.

해답

◀ 162페이지 해답

1	4	2	5	3	6
5	2	6	3	1	4
3	6	4	1	5	2
6	3	1	4	2	5
4	1	5	2	6	3
2	5	3	6	4	1

2	5	8	3	7	1	6	9	4
9	3	6	1	5	8	4	7	2
4	7	1	5	9	3	8	2	6
8	2	5	9	4	7	3	6	1
5	8	2	6	1	4	9	3	7
1	4	7	2	6	9	5	8	3
6	9	3	7	2	5	1	4	8
3	6	9	4	8	2	7	1	5
7	1	4	8	3	6	2	5	9

4	6	3	1	5	2
2	4	1	5	3	6
6	2	5	3	1	4
3	5	2	6	4	1
5	1	4	2	6	3
1	3	6	4	2	5

7	2	8	6	4	1	9	5	3
1	5	2	9	7	4	3	8	6
4	8	5	3	1	7	6	2	9
9	4	1	8	6	3	2	7	5
5	9	6	4	2	8	7	3	1
2	6	3	1	8	5	4	9	7
6	1	7	5	3	9	8	4	2
8	3	9	7	5	2	1	6	4
3	7	4	2	9	6	5	1	8

6	3	5	1	4	2
4	1	3	5	2	6
1	4	6	2	5	3
3	6	2	4	1	5
5	2	4	6	3	1
2	5	1	3	6	4

163페이지 해답 ▶

4	2	5	1	3	6
2	6	3	5	1	4
6	4	1	3	5	2
3	1	4	6	2	5
1	5	2	4	6	3
5	3	6	2	4	1

6	9	4	2	8	3	7	5	1
9	3	7	5	2	6	1	8	4
5	8	3	1	7	2	6	4	9
8	2	6	4	1	5	9	7	3
2	5	9	7	4	8	3	1	6
4	7	2	9	6	1	5	3	8
7	1	5	3	9	4	8	6	2
3	6	1	8	5	9	4	2	7
1	4	8	6	3	7	2	9	5

2	6	4	1	5	3
5	3	1	4	2	6
1	5	3	6	4	2
4	2	6	3	1	5
6	4	2	5	3	1
3	1	5	2	6	4

9	7	1	5	8	2	4	6	3
2	9	3	7	1	4	6	8	5
7	5	8	3	6	9	2	4	1
4	2	5	9	3	6	8	1	7
1	8	2	6	9	3	5	7	4
5	3	6	1	4	7	9	2	8
8	6	9	4	7	1	3	5	2
3	1	4	8	2	5	7	9	6
6	4	7	2	5	8	1	3	9

6	3	1	4	2	5
4	1	5	2	6	3
2	5	3	6	4	1
5	2	6	3	1	4
1	4	2	5	3	6
3	6	4	1	5	2

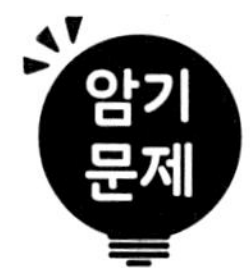

제시된 단어를 3분간 외운 다음 종이로 가리고 밑의 기록란에 순서와 관계없이 생각나는 대로 5분 이내에 적기 바랍니다.

홍합 컬링 화석 차장 갈치 감귤 노트 두충 삿갓 어물전

초하루 두루미 최남선 상류층 노적봉 관측소 물총새

왕복표 건포도 보자기 송죽매 촐랑이 갈비탕 화엄사

인내심 두릅나무 감각세포

기록란

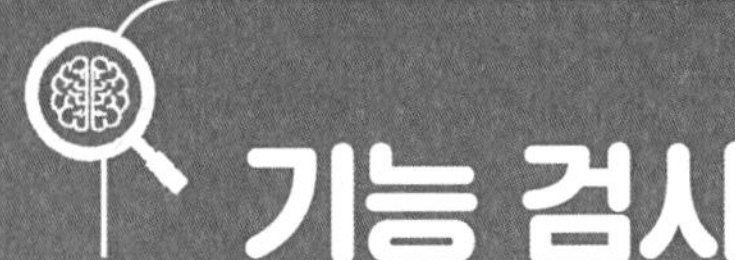

Speed Check-5회

☑ 숫자 읽기

아래 숫자를 숫자(예 4-사, 9-구, 3-삼, 6-육과 같이)로 끝까지 소리 내어 읽고 걸린 시간을 기록한다. [분 초]

4 8 5 9 3 5 9 4 5 6 3 5 7 3 6 3 8 5 3 8 3
6 4 5 4 8 6 7 9 6 8 3 4 8 8 5 7 9 3 5 7 6
8 4 7 6 5 3 7 6 6 5 9 4 8 9 4 5 8 3 9 5 8
7 4 8 9 4 6 8 6 5 9 7 8 3 4 8 9 6 4 4 3 7
8 4 5 3 9 6 8 7 3 8 9 8 4 3 8 8 3 9 5 8 4
4 8 9 6 4 8 3 6 4 5 8 6 5 9 7 4 7 9 6 5 9
5 4 7 9 3 4 8 6 9 6 9 8 6 4 8 4 3 7 8 9 7
8 3 7 5 4 8 6 7 5 4 8 6 3 7 6 8 9 5 7 5 8
9 6 4 9 8 4 6 3 5 9 8 7 4 6 8 3 5 7 9 6 5
7 4 9 6 8 4 8 4 9 3 8 8 3 9 8 7 8 6 9 5 4
4 8 6 3 9 6 9 3 5 6 7 4 6 8 3 5 6 9 8 6 4
7 9 6 5 7 6 8 3 7 9 7 9 5 3 8 9 5 6 3 9 5
6 3 7 5 3 5 8 7 4 8 7 3 8 7 5 4 3 9 6 7 7
6 5 3 7 8 7 9 4 3 9 8 6 7 4 8 6 7 9 4 8 7

☑ 색채 읽기

위 숫자를 숫자로 읽지 않고 색채(예 5-빨강, 6-파랑, 4-노랑, 7-빨강, 8-검정, 6-초록, 4-보라와 같이)로 소리 내어 읽는다. [분 초]

☑ 숫자 계산

숫자를 더해서 십 자리는 제하고 한 자릿수만 적는다. 예를 들어 9와 6을 더하면 15이지만 10은 제하고 5만, 6과 8을 더하면 14이지만 4만, 8과 3은 1을, 3과 7은 0을 숫자와 숫자 사이에 적는다(7. **책의 사용 방법 설명 참조**). 끝까지 한 다음 걸린 시간을 기록한다. **[분 초]**

5 8 6 9 3 5 6 4 7 4 4 6 5 4 5 8 3 7 8 9 5 6 5
6 4 7 8 5 4 8 6 4 5 3 8 7 8 3 8 5 8 9 7 6 3 4
8 9 7 6 8 5 7 8 9 8 3 7 8 7 6 5 9 6 4 6 9 3 4
7 9 3 4 6 7 4 6 3 8 7 4 6 3 5 8 6 3 7 5 9 8 6
5 7 9 5 6 4 9 8 7 6 5 9 6 8 3 7 8 9 4 6 9 3 4
3 7 5 8 6 5 4 9 6 3 7 5 6 9 7 6 4 8 6 7 5 7 9
8 3 8 6 5 3 7 7 8 3 7 5 6 5 9 3 6 5 7 8 5 3 8
4 9 7 5 4 9 3 7 8 8 4 7 4 5 3 8 5 7 9 5 4 6 8
8 5 9 6 3 9 5 7 3 5 8 9 4 8 3 7 8 6 9 6 9 8 6
9 5 8 4 7 6 9 7 5 3 8 5 7 6 4 8 6 7 9 5 4 6 8
9 3 5 8 3 4 9 6 5 9 7 6 5 3 9 7 6 3 8 7 6 8 7
5 3 4 7 8 9 4 7 9 4 5 7 6 8 7 9 3 7 9 3 4 4
9 6 3 8 7 8 6 7 5 4 7 8 4 5 8 7 6 3 3 8 5 4 8
5 9 6 7 4 8 9 4 7 5 8 6 7 9 4 3 9 8 6 7 4 8 6
7 9 4 8 7 8 6 7 5 3 8 7 6 3 8 7 6 3 8 7 5 4 8
5 9 3 5 9 4 5 6 3 5 7 3 6 3 8 5 3 8 3 6 4 5 4
8 6 7 9 6 8 3 4 8 8 5 7 9 3 5 7 6 8 4 7 6 5 3
7 6 6 5 9 4 8 9 4 5 8 3 9 5 8 7 4 8 9 4 6 8 6

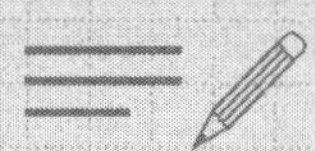

적합한 숫자나 기호(+, -, ×, ÷)를 (　　) 안에 넣으시오.

4+12-6=(　)	16(　)6-14=8	9+16-14=(　)
28(　)2-6=8	13-9+13=(　)	13×2-13=(　)
19+2+4=(　)	18(　)6+12=15	14+12-8=(　)
2(　)9-15=3	16÷2+17=(　)	21-9(　)15=27
16÷2+8=(　)	6+15(　)13=8	12×2+8=(　)
13+7+9=(　)	18÷6+14=(　)	15+14-7=(　)
3+5+13=(　)	3(　)14-14=28	18÷6+19=(　)
16÷2(　)2=6	9+12-16=(　)	13×3-14=(　)
24÷8+6=(　)	4+24-17=(　)	12(　)5-14=46
6(　)12-9=9	15×2-14=(　)	25(　)9-12=4
11+7+4=(　)	3×9(　)12=15	3+14-12=(　)
7(　)9-12=4	9+12-12=(　)	13×2-18=(　)
16÷4+6=(　)	18÷6(　)12=15	3+11(　)17=31
8×4-19=(　)	3+18-16=(　)	28(　)14+9=11
3(　)7-12=9	9+14-12=(　)	13×3-13=(　)
3×12-7=(　)	15+4+16=(　)	8+19-14=(　)
12+5-6=(　)	8+15-14=(　)	12×2(　)18=6
11×3-8=(　)	4+28-16=(　)	12×3-17=(　)
4×7-11=(　)	11+8(　)16=3	14÷2+12=(　)
12÷4+6=(　)	2+18-14=(　)	12×2+13=(　)

월 일

13+( )=8+9	8+( )=14+9	24-3=7×2+( )
3×( )=12+9	18( )6=7+5	12+19=3×6+( )
8×4=18+( )	12+( )=19+5	6×6-( )=19-3
6+8=21-( )	( )×9=23+4	4+( )+8=14+18
9+2=4( )7	( )×3=28-7	17+3=14-( )+17
8+7=3( )5	25( )8=12+5	6×( )-4=29-3
5×6=8+( )	21-8=( )+7	4×( )+3=8+15
9+7=2×( )	3×8=12+( )	3( )4+4=21-5
3+8=( )÷3	24÷2=( )×6	18( )9=24+3
8+3=18( )7	12-4=( )÷3	13+( )+6=4×6
( )×4=10+6	21-4=5+( )	18-7=( )÷4+5
18÷3=12-( )	24( )4=19-13	14-6=12÷4+( )
3×7=18+( )	4×( )=23+9	12+12=( )÷2+12
3×8=( )×4	( )×17=27+7	14×2=6+12+( )
9+4=21-( )	8+7=12+( )	4×7-( )=18-2
9( )4=17-4	19+3=7+( )	8+( )=3×7-7
8( )2=11-5	21-( )=7+6	6( )2+12=17+7
5×( )=13+7	11×3=17+( )	12÷4×( )=26-2
8( )12=7+13	9+( )=12×2	18+9=6+( )+8
13+( )=19+9	( )+15=11×3	15+8=( )+7

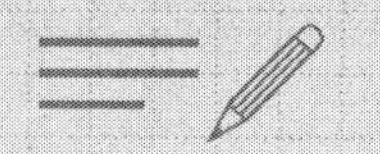

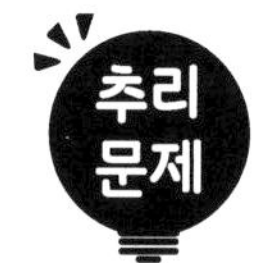

6개 칸은 1부터 6까지, 9개 칸은 1부터 9까지 가로, 세로 중복되지 않게 순서에 상관없이 공란에 기입한다.

	3			4	1
4		3	6		
	5		4	6	
5	2				
			5		
1		6		5	2

4	7			6	1		8	3
		7	5		6	1		
6	9		2	8		7	1	5
3		1		5	9		7	
	8	3			2	6		4
7			3	9		8	2	
	5	9		4	8		6	1
8		6	4		5	9		
1	4		6	3		2		9

		4	1		5
5		1		6	2
	5		6		
3					
	4		5	1	
4		6		5	

8	3		1	4		9	2	7
5		3	7		2	6		4
	8	2		9	1		7	
6	1		8	2		7		5
		8	3		7		4	
2	6			7	8			1
	2	5		3			1	6
3		1	5		9		6	
9	4		2		6	1		8

4		6			
	4		5		1
3		5		6	
		3			2
5			4	2	
	6	4			3

	5			6	3
4		5		3	
					2
	1		6	2	
5			2		1
2		3			4

	1				2
2			3		
	2	4			3
	5			2	
1		5	2		4
4			5	3	

3			1	5	
			3		4
	5	3			1
			4	2	
4		5		6	
	4		5		6

1		8	3		7		4	9
8	3		1	4		9	2	
	8	2		9	1			3
7		5	9		4		1	6
				5		1	3	
6		4	8		3	7		5
		9		7	8		5	
5	9		7	1		6	8	4
3	7		5		9	4		2

3		1	8		9		7	2
7	1		3	9		8		
	5	9		4	8		6	1
8		6	4		5	9		7
	9		2	8		7	1	
5		3	1		2			4
	4	8		3	7		5	
9			5	2			4	8
4	7		9		1	5		3

해답은 다음 페이지에 있습니다.

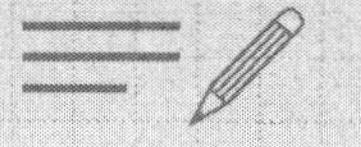

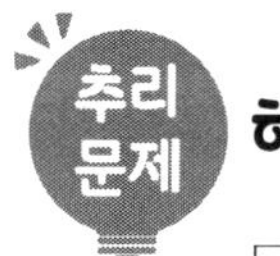

해답

◀ 170페이지 해답

6	3	5	2	4	1
4	1	3	6	2	5
2	5	1	4	6	3
5	2	4	1	3	6
3	6	2	5	1	4
1	4	6	3	5	2

2	6	4	1	3	5
5	3	1	4	6	2
1	5	3	6	2	4
3	1	5	2	4	6
6	4	2	5	1	3
4	2	6	3	5	1

4	2	6	3	1	5
6	4	2	5	3	1
3	1	5	2	6	4
1	5	3	6	4	2
5	3	1	4	2	6
2	6	4	1	5	3

4	7	2	9	6	1	5	8	3
9	3	7	5	2	6	1	4	8
6	9	4	2	8	3	7	1	5
3	6	1	8	5	9	4	7	2
5	8	3	1	7	2	6	9	4
7	1	5	3	9	4	8	2	6
2	5	9	7	4	8	3	6	1
8	2	6	4	1	5	9	3	7
1	4	8	6	3	7	2	5	9

8	3	6	1	4	5	9	2	7
5	9	3	7	1	2	6	8	4
4	8	2	6	9	1	5	7	3
6	1	4	8	2	3	7	9	5
1	5	8	3	6	7	2	4	9
2	6	9	4	7	8	3	5	1
7	2	5	9	3	4	8	1	6
3	7	1	5	8	9	4	6	2
9	4	7	2	5	6	1	3	8

171페이지 해답 ▶

1	5	2	4	6	3
4	2	5	1	3	6
6	4	1	3	5	2
3	1	4	6	2	5
5	3	6	2	4	1
2	6	3	5	1	4

5	1	3	6	4	2
2	4	6	3	1	5
6	2	4	1	5	3
3	5	1	4	2	6
1	3	5	2	6	4
4	6	2	5	3	1

3	6	4	1	5	2
5	2	6	3	1	4
2	5	3	6	4	1
6	3	1	4	2	5
4	1	5	2	6	3
1	4	2	5	3	6

1	5	8	3	6	7	2	4	9
8	3	6	1	4	5	9	2	7
4	8	2	6	9	1	5	7	3
7	2	5	9	3	4	8	1	6
9	4	7	2	5	6	1	3	8
6	1	4	8	2	3	7	9	5
2	6	9	4	7	8	3	5	1
5	9	3	7	1	2	6	8	4
3	7	1	5	8	9	4	6	2

3	6	1	8	5	9	4	7	2
7	1	5	3	9	4	8	2	6
2	5	9	7	4	8	3	6	1
8	2	6	4	1	5	9	3	7
6	9	4	2	8	3	7	1	5
5	8	3	1	7	2	6	9	4
1	4	8	6	3	7	2	5	9
9	3	7	5	2	6	1	4	8
4	7	2	9	6	1	5	8	3

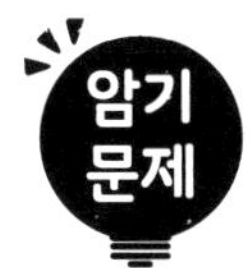

제시된 단어를 3분간 외운 다음 종이로 가리고 밑의 기록란에 순서와 관계없이 생각나는 대로 5분 이내에 적기 바랍니다.

칫솔 왕관 화살 차례 차비 풍수 건초 상관 소장 암투극
차떼기 왕거미 코감기 최치원 물장구 소고기 상담소
노벨상 갈보리 보일러 화장대 치악산 두레박 침팬지
관찰사 차렵이불 산봉우리

기록란

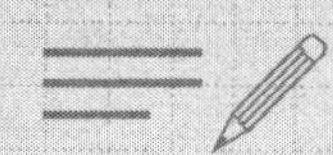

적합한 숫자나 기호(+, -, ×, ÷)를 (   ) 안에 넣으시오.

15( )3+8=13	6+21+12=( )	12×3+16=( )
18÷3+16=( )	12( )13-8=17	15×2-15=( )
12( )4+2=5	3( )16-18=30	16( )2+12=20
36÷4+8=( )	4+12+16=( )	13×2+13=( )
14÷2+6=( )	6+22-15=( )	13×3-18=( )
12×3-9=( )	21( )3+14=21	8+17( )14=11
16÷4+8=( )	28÷4+15=( )	4+17+19=( )
12+5( )7=24	5×6+12=( )	8+14-16=( )
8+5+13=( )	6( )15-13=8	12( )4-15=33
2×11+4=( )	12+7+13=( )	9+12-15=( )
14( )7+7=9	3+24( )15=12	12×3-19=( )
14+4+6=( )	16÷2+15=( )	15( )11+7=11
3+12+7=( )	13×3( )16=23	14-8+12=( )
6+14-5=( )	18÷3+13=( )	12+6-13=( )
12+4-8=( )	24-18+7=( )	15( )8+12=19
4( )4-14=2	13( )4-12=5	16+14-6=( )
2+16-7=( )	21÷3+15=( )	21( )7+14=17
9( )8-14=3	11-8+15=( )	16×2-13=( )
7+18-8=( )	18÷2+12=( )	12+15+8=( )
16+5-8=( )	24-18+3=( )	17-8+15=( )

월　　일

14+(　　)=8+9

3×(　　)=9+9

12÷3=8-(　　)

3×4=2(　　)6

7×3=18+(　　)

5×5=16+(　　)

8+2=17-(　　)

6+12=(　　)+9

6+8=21-(　　)

8×3=12+(　　)

(　　)÷4=12-6

8×4=18+(　　)

3×6=12+(　　)

(　　)÷8=15-13

24-(　　)=9+7

(　　)+8=4×5

7+(　　)=9+8

12+(　　)=6+8

(　　)+12=7+9

17+(　　)=9+15

21+8=14+(　　)

11+(　　)=14+7

3(　　)8=19+5

22-(　　)=3×6

(　　)×7=14+7

15+(　　)=23-5

24-6=(　　)+8

4×7=(　　)+15

25-7=12+(　　)

14-6=(　　)÷3

12-8=(　　)÷4

(　　)÷6=15÷5

24-(　　)=14+4

(　　)+8=24-6

16+9=(　　)+15

19-4=8+(　　)

9+16=(　　)+5

(　　)+11=18+4

6(　　)17=12+11

3×6=5+(　　)

16+8=19-6+(　　)

4×4+5=24-(　　)

8+3+(　　)=26-7

4×6-(　　)=9+4

17+8=5×2+(　　)

6×5-(　　)=29-4

28-4-(　　)=13+6

(　　)+8=3×9-6

4×9-(　　)=9+12

7×(　　)+7=22+6

18-12=(　　)÷8+3

14-6=(　　)÷7+4

3×12=(　　)+12

7×2×2=22+(　　)

(　　)+13=3×7

6+13=27-(　　)

23-3=4×(　　)+4

(　　)-4=13-5

18+9=3×5+(　　)

27-2=15+(　　)

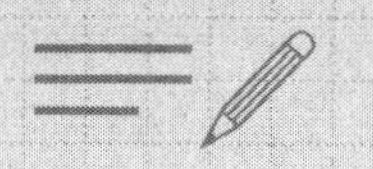

6개 칸은 1부터 6까지, 9개 칸은 1부터 9까지 가로, 세로 중복되지 않게 순서에 상관없이 공란에 기입한다.

6		1	4		5
	1			6	
1		2			6
				5	
5	2		3		
		3		4	1

		4		5	
5				2	6
	1		2		4
1				4	
4	2		3		
		2		3	1

	6		5		1
	4		3	1	
5		3			
1	3		2		4
				2	
		4		5	3

9	4		3		1	7		2
	9	4		2	6		1	7
2		1		8		9		
	2		1		8		3	9
3		2		9	4			5
1	5		4	7		8	6	
		3	7		5	2		6
6		5		3	7		2	
8	3		2	5		6	4	1

7	2		3		5	8		1
3		2		5		4		6
	4	8		2	7		6	
4	8		9			5		
2		1	7		9	3		5
	3	7		1	6		5	2
5	9		1	7		6	2	
		9	6		8	2		4
6		5		8		7	3	9

1	5			2	
		6	3		1
2				3	
	4		5	1	
3					6
5			4		2

		3	6		4
3		1		6	2
	3		2		
4			5		
	2			3	
2		6		5	

6		2	5		
	1	5			6
5			4		
			6		4
4	2			5	
	6		1		5

6	1		8	3		4		2
1			3		4		2	6
	4	8		6		7	1	
2		1	4		5			7
8	3		1	5		6	9	
	8	3		1	7		5	9
7		6	9			5		3
3	7		5		6		4	
5	9			2	8		6	1

8	4			5	1		2	9
		1	6		4	9		
5	1		9	2		3	8	6
1		9		7	3		4	
	9	3			6	2		5
6			1	3		4	9	
	8	2		9	5		6	4
9		8	4		2	7		
7	3		2	4		5		8

해답은 다음 페이지에 있습니다.

추리 문제 해답

◀ 176페이지 해답

6	3	1	4	2	5
4	1	5	2	6	3
1	4	2	5	3	6
3	6	4	1	5	2
5	2	6	3	1	4
2	5	3	6	4	1

2	6	4	1	5	3
5	3	1	4	2	6
3	1	5	2	6	4
1	5	3	6	4	2
4	2	6	3	1	5
6	4	2	5	3	1

4	6	2	5	3	1
2	4	6	3	1	5
5	1	3	6	4	2
1	3	5	2	6	4
3	5	1	4	2	6
6	2	4	1	5	3

9	4	8	3	6	1	7	5	2
5	9	4	8	2	6	3	1	7
2	6	1	5	8	3	9	7	4
7	2	6	1	4	8	5	3	9
3	7	2	6	9	4	1	8	5
1	5	9	4	7	2	8	6	3
4	8	3	7	1	5	2	9	6
6	1	5	9	3	7	4	2	8
8	3	7	2	5	9	6	4	1

7	2	6	3	9	5	8	4	1
3	7	2	8	5	1	4	9	6
9	4	8	5	2	7	1	6	3
4	8	3	9	6	2	5	1	7
2	6	1	7	4	9	3	8	5
8	3	7	4	1	6	9	5	2
5	9	4	1	7	3	6	2	8
1	5	9	6	3	8	2	7	4
6	1	5	2	8	4	7	3	9

177페이지 해답 ▶

1	5	3	6	2	4
4	2	6	3	5	1
2	6	4	1	3	5
6	4	2	5	1	3
3	1	5	2	4	6
5	3	1	4	6	2

5	1	3	6	2	4
3	5	1	4	6	2
1	3	5	2	4	6
4	6	2	5	1	3
6	2	4	1	3	5
2	4	6	3	5	1

6	4	2	5	1	3
3	1	5	2	4	6
5	3	1	4	6	2
1	5	3	6	2	4
4	2	6	3	5	1
2	6	4	1	3	5

6	1	5	8	3	9	4	7	2
1	5	9	3	7	4	8	2	6
9	4	8	2	6	3	7	1	5
2	6	1	4	8	5	9	3	7
8	3	7	1	5	2	6	9	4
4	8	3	6	1	7	2	5	9
7	2	6	9	4	1	5	8	3
3	7	2	5	9	6	1	4	8
5	9	4	7	2	8	3	6	1

8	4	7	3	5	1	6	2	9
2	7	1	6	8	4	9	5	3
5	1	4	9	2	7	3	8	6
1	6	9	5	7	3	8	4	2
4	9	3	8	1	6	2	7	5
6	2	5	1	3	8	4	9	7
3	8	2	7	9	5	1	6	4
9	5	8	4	6	2	7	3	1
7	3	6	2	4	9	5	1	8

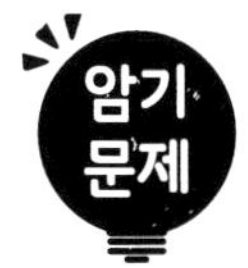

제시된 단어를 3분간 외운 다음 종이로 가리고 밑의 기록란에 순서와 관계없이 생각나는 대로 5분 이내에 적기 바랍니다.

여관 헬멧 악마 아우 영국 악기 공룡 법원 백제 영문학
정수리 위수령 정이품 가오리 유전자 법무부 경양식
모란꽃 사이다 공로상 까마귀 덴마크 재래종 줄무늬
혁명군 꼭두각시 영덕대게

기록란

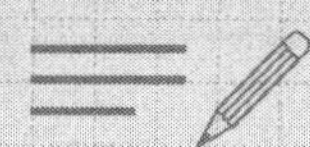

적합한 숫자나 기호(+, -, ×, ÷)를 (   ) 안에 넣으시오.

12(   )4-9=7
14-6+7=(   )
12÷4+8=(   )
16(   )4+5=9
11+9-7=(   )
4(   )6-18=6
8+12-9=(   )
9-8+15=(   )
4+12-6=(   )
5×6-14=(   )
22-8(   )8=6
13+7+8=(   )
7+13-5=(   )
12÷3+8=(   )
5+28-18=(   )
6+14-7=(   )
9(   )6-12=3
4+16-8=(   )
5×6-18=(   )
19-8(   )6=5

2×12-17=(   )
13+7+14=(   )
28-6-14=(   )
24÷4+13=(   )
4×4+15=(   )
13+8(   )16=5
21÷3+15=(   )
15-9+15=(   )
24(   )8+14=17
3+15+12=(   )
2×13+16=(   )
15(   )9-15=9
3×12-12=(   )
3+12-11=(   )
13×2-8=(   )
14(   )3+13=55
15-9+12=(   )
12(   )6+16=18
7+15(   )12=34
2×15-13=(   )

27(   )9+12=15
18-14+7=(   )
8+14-15=(   )
3(   )19-18=4
7+18-14=(   )
14+12+3=(   )
22(   )14+5=13
24÷8+12=(   )
4(   )17-12=56
12-8+11=(   )
13-8+12=(   )
16-12+8=(   )
12÷3+14=(   )
13×2-13=(   )
14+8-12=(   )
19-8+15=(   )
16÷4+13=(   )
3(   )14-12=30
14-8+12=(   )
17-8+12=(   )

월 일

( )+5=4×4	18+( )=14+7	24-8=2×6+( )
16+( )=18+6	19-( )=8+5	9+12=16+( )
9+16=( )+8	( )+15=9+13	4( )4+8=19+5
12-7=( )÷2	26-( )=9+9	16( )4+2=21-7
13-9=( )÷6	( )+14=13+12	17-2=6+4+( )
2×3=( )÷3	19-( )=18-7	2×7+( )=29-8
6×4=17+( )	21-3=13+( )	14÷2+( )=16-2
7+8=3+( )	3×7=( )+14	18-( )+19=21+6
6+( )=4+15	( )÷3=16-8	3×6+( )=9+18
7×4=17+( )	15-5=5+( )	5×3+( )=27-4
( )÷3=2×4	13+8=9+( )	6×4=3×( )+6
4×5=14+( )	12×3=18+( )	5×5+4=17+( )
8×3=( )+19	( )÷6=12-9	5×4-7=( )-4
( )+14=4×8	( )+16=4×6	7×5=6×5+( )
17-( )=6×2	7( )8=21-6	19-4=( )+8
21-( )=7+8	24-6=11+( )	14+( )=15+7
9+( )=9×2	17+4=( )+7	3×9-( )=12+6
13-( )=2+7	6×4=12+( )	7+7+( )=21+4
( )+6=7+16	18+( )=12×3	4×8=14×2+( )
17+( )=3×8	6( )9=11+4	12+15=3×( )

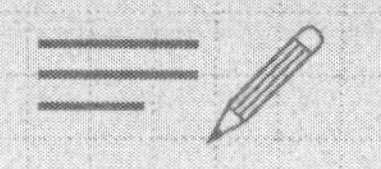

6개 칸은 1부터 6까지, 9개 칸은 1부터 9까지 가로, 세로 중복되지 않게 순서에 상관없이 공란에 기입한다.

2		3		1	4
5	3		2		
			6	2	
	5				3
4			1		
	4	1			2

	2	4			1
3			4		
	3				2
	5			6	
4		3	5		6
1			2	5	

3		4		5	
	3			2	4
	5	3			
5			4	1	
		2	6		
	1	5			2

	8	5		9	4		7	2
8	6		1	7			5	
4		8	6		7	9		5
	4	1		5		2	3	
3	1		5		6		9	4
9		4		8			6	
	9		4		5	7		3
7		2		6	1		4	8
5	3		7	4		1	2	

5		4	7	9		8		6
7		6			3		5	8
	9		5	7		6	1	
9		8			5			1
	3	5		1	2		4	
8	5		1	3		2	6	9
2		1	4		7	5		
	7	9		5	6		8	2
4	1		6	8		7	2	

	4		5		6
	2	5			
3			6		1
	1				3
1		6		2	
4			1		2

	2	5			4
4	6		1		2
		1		3	
5				6	3
		6			
	5		6	4	

	1	3			
		5		4	2
	6		4		
		6		5	3
5			6	3	
2		1			4

9	1		3		2		8	6
6	7			4			5	
		8	6		5	7		9
8	9		2		1		7	5
	5	9		2		8	3	
7		3	1		9	2		4
1	2		4	8			9	
	6	1		3	7		4	2
2	3		5		4	6		8

6	8		5	7			9	3
8		4		9		3	2	
		1	4		3	9		2
7	9		6	8	5		1	4
	5	8		4		7	6	
1		6	9		8	5		7
9				1	7		3	
	6	9		5		8		1
2	4		1		9	6		8

해답은 다음 페이지에 있습니다.

추리 문제 해답

◀ 182페이지 해답

2	6	3	5	1	4
5	3	6	2	4	1
3	1	4	6	2	5
1	5	2	4	6	3
4	2	5	1	3	6
6	4	1	3	5	2

1	8	5	3	9	4	6	7	2
8	6	3	1	7	2	4	5	9
4	2	8	6	3	7	9	1	5
6	4	1	8	5	9	2	3	7
3	1	7	5	2	6	8	9	4
9	7	4	2	8	3	5	6	1
2	9	6	4	1	5	7	8	3
7	5	2	9	6	1	3	4	8
5	3	9	7	4	8	1	2	6

5	2	4	6	3	1
3	6	2	4	1	5
6	3	5	1	4	2
2	5	1	3	6	4
4	1	3	5	2	6
1	4	6	2	5	3

3	6	4	2	5	1
6	3	1	5	2	4
2	5	3	1	4	6
5	2	6	4	1	3
1	4	2	6	3	5
4	1	5	3	6	2

5	2	4	7	9	1	8	3	6
7	4	6	9	2	3	1	5	8
3	9	2	5	7	8	6	1	4
9	6	8	2	4	5	3	7	1
6	3	5	8	1	2	9	4	7
8	5	7	1	3	4	2	6	9
2	8	1	4	6	7	5	9	3
1	7	9	3	5	6	4	8	2
4	1	3	6	8	9	7	2	5

183페이지 해답 ▶

2	4	1	5	3	6
6	2	5	3	1	4
3	5	2	6	4	1
5	1	4	2	6	3
1	3	6	4	2	5
4	6	3	1	5	2

9	1	5	3	7	2	4	8	6
6	7	2	9	4	8	1	5	3
3	4	8	6	1	5	7	2	9
8	9	4	2	6	1	3	7	5
4	5	9	7	2	6	8	3	1
7	8	3	1	5	9	2	6	4
1	2	6	4	8	3	5	9	7
5	6	1	8	3	7	9	4	2
2	3	7	5	9	4	6	1	8

6	2	5	3	1	4
4	6	3	1	5	2
2	4	1	5	3	6
5	1	4	2	6	3
1	3	6	4	2	5
3	5	2	6	4	1

4	1	3	5	2	6
6	3	5	1	4	2
3	6	2	4	1	5
1	4	6	2	5	3
5	2	4	6	3	1
2	5	1	3	6	4

6	8	2	5	7	4	1	9	3
8	1	4	7	9	6	3	2	5
5	7	1	4	6	3	9	8	2
7	9	3	6	8	5	2	1	4
3	5	8	2	4	1	7	6	9
1	3	6	9	2	8	5	4	7
9	2	5	8	1	7	4	3	6
4	6	9	3	5	2	8	7	1
2	4	7	1	3	9	6	5	8

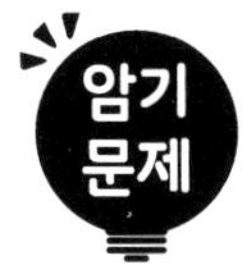

제시된 단어를 3분간 외운 다음 종이로 가리고 밑의 기록란에 순서와 관계없이 생각나는 대로 5분 이내에 적기 바랍니다.

양주 애인 옥돔 후보 팽이 감초 교수 바보 봉황 양잿물
인후염 채송화 청초호 교재비 시위대 팽나무 다슬기
서양인 가오리 바비큐 감찰감 고릴라 후유증 킥복싱
예배당 바람개비 시외버스

기록란

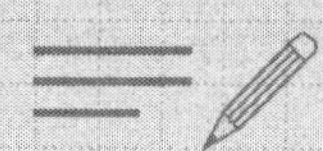

적합한 숫자나 기호(+, -, ×, ÷)를 (   ) 안에 넣으시오.

5+12-4=(   )

12(   )3+3=7

2×12-5=(   )

8(   )7-12=3

5+12+3=(   )

7(   )3-13=8

18-5-9=(   )

3+17-6=(   )

16+5-8=(   )

4(   )4-7=9

3+6+19=(   )

12+6-7=(   )

9+18-7=(   )

7+8-12=(   )

17-9+6=(   )

18÷2+2=(   )

17+8+3=(   )

2×6+12=(   )

12÷4+8=(   )

24÷4-4=(   )

16+8-17=(   )

24-15+5=(   )

14+2+12=(   )

13-9+17=(   )

12÷4+16=(   )

3(   )12-21=15

2×14-14=(   )

14(   )8-16=6

21-13+4=(   )

25(   )5+3=8

9+18-15=(   )

18-9+14=(   )

14÷7×3=(   )

16+5-13=(   )

18-6+17=(   )

13×3-16=(   )

18÷2+12=(   )

12÷6+17=(   )

13×2+13=(   )

9+18-17=(   )

14+8+15=(   )

18-8+16=(   )

4+15-17=(   )

24(   )3+15=23

7+17+12=(   )

13-6+12=(   )

16(   )3-12=7

14+3+12=(   )

14-8+15=(   )

14+12+3=(   )

13×2-12=(   )

3×2+12=(   )

15+12-6=(   )

13-12+8=(   )

12×3-14=(   )

16+9-13=(   )

13×2-4=(   )

19-7+12=(   )

21-12+8=(   )

16+9-14=(   )

월 일

$3(\quad)6=21-3$

$19(\quad)2=9+8$

$9+8=12(\quad)5$

$5+3=16(\quad)2$

$7\times3=16+(\quad)$

$12+6=(\quad)+7$

$4\times6=17+(\quad)$

$7-2=(\quad)\div3$

$5-2=(\quad)\div7$

$14-8=(\quad)\div6$

$(\quad)\div4=12-7$

$4\times6=13+(\quad)$

$6\times5=(\quad)+19$

$(\quad)+14=3\times8$

$14+(\quad)=19-3$

$17+(\quad)=4\times5$

$8\times(\quad)=16+8$

$(\quad)\div3=9-4$

$13+(\quad)=17+5$

$3\times(\quad)=19+5$

$15+(\quad)=13+9$

$19-(\quad)=7+5$

$6\times6=17+(\quad)$

$15+(\quad)=19+9$

$(\quad)+14=13\times2$

$12+(\quad)=25-6$

$24-7=(\quad)+9$

$2\times8=24-(\quad)$

$21-4=14+(\quad)$

$18-4=23-(\quad)$

$19-8=(\quad)-4$

$17+(\quad)=4\times8$

$(\quad)\div7=9-6$

$(\quad)\div2=11-4$

$3\times5=23-(\quad)$

$14+(\quad)=17+5$

$17-5=(\quad)+6$

$12+9=(\quad)+6$

$18+(\quad)=13+9$

$19-(\quad)=8+6$

$4\times4+11=3\times(\quad)$

$8+12=3\times4+(\quad)$

$9\times4(\quad)7=23+6$

$8\times4=12+8+(\quad)$

$29-3-8=4+(\quad)$

$8\times3-(\quad)=21-5$

$14(\quad)19=3\times11$

$2\times3(\quad)3=21-3$

$18+12-(\quad)=9\times3$

$(\quad)\div4=5+8-7$

$14-7=(\quad)\div3$

$5\times2-4=(\quad)\div5$

$8\times2-3=(\quad)\div2$

$5\times5=(\quad)+3$

$12+(\quad)=17+7$

$(\quad)\times24\div2=21+3$

$23-(\quad)=3\times6-4$

$14+(\quad)=17+9$

$21-9=7+(\quad)$

$19+7=17+(\quad)$

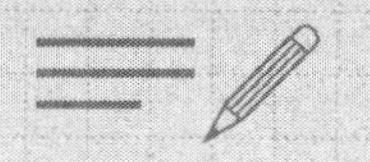

6개 칸은 1부터 6까지, 9개 칸은 1부터 9까지 가로, 세로 중복되지 않게 순서에 상관없이 공란에 기입한다.

	4			5	2
5		4	1		
	6		5	1	
6	3				
			6		
2		1		6	3

5		4		6	
	5		6		
1				2	5
	6		1		2
6	2			1	
				3	6

	5		6		1
6				1	
4		3	1		2
	4			3	
	1		2		
1		6		2	

7	9		2		1		8	5
5		2	9		8	1		3
	2	6		8		5	1	
4	6			3	7		5	2
		8	6		5	7		9
8	1		3	7		4	9	
					9		7	4
3	5		7	2		8		1
1		7	5		4		2	8

6		3	7		8		4	1
2	5		3	1		7	9	
		5		7	1			3
5		2	6		7		3	9
	6			2		8	1	
7		4	8		9	3		
		1		3	6		2	8
1	4		2	9		6	8	5
9	3		1		2	5		4

4			1		2
2		1			6
	2	5		1	
3					
	3		4		5
5	1			6	

	6	4			3
5	3		4		
				4	2
	1				
6		2	5		1
4		6		1	

	3	1			6
2			1	5	
6	4		5		1
		6		1	
		3			2
3				6	

9	2		4	8		5	1	7
6		3	1		9	2		4
	4	8		1	5		3	
8	1		3	7		4		6
		1	8		7		5	
7	9			6	1		8	5
	3	7		9				8
5		2	9		8		6	
3	5		7		6		4	1

	1	8		6	4		9	3
7		1	4		6		2	
1	6		7	2		3		8
	5	3			8	2		7
3		6		4			7	
6	2		3		5	8		4
		2		9	7		3	6
4		7	1	5		6	8	
2		5	8		1	4		9

해답은 다음 페이지에 있습니다.

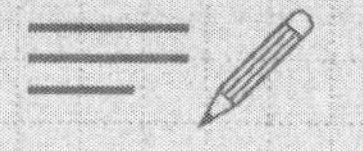

추리 문제 해답

◀ 188페이지 해답

1	4	6	3	5	2
5	2	4	1	3	6
3	6	2	5	1	4
6	3	5	2	4	1
4	1	3	6	2	5
2	5	1	4	6	3

7	9	4	2	6	1	3	8	5
5	7	2	9	4	8	1	6	3
9	2	6	4	8	3	5	1	7
4	6	1	8	3	7	9	5	2
2	4	8	6	1	5	7	3	9
8	1	5	3	7	2	4	9	6
6	8	3	1	5	9	2	7	4
3	5	9	7	2	6	8	4	1
1	3	7	5	9	4	6	2	8

5	1	4	2	6	3
3	5	2	6	4	1
1	3	6	4	2	5
4	6	3	1	5	2
6	2	5	3	1	4
2	4	1	5	3	6

6	9	3	7	5	8	2	4	1
2	5	8	3	1	4	7	9	6
8	2	5	9	7	1	4	6	3
5	8	2	6	4	7	1	3	9
3	6	9	4	2	5	8	1	7
7	1	4	8	6	9	3	5	2
4	7	1	5	3	6	9	2	8
1	4	7	2	9	3	6	8	5
9	3	6	1	8	2	5	7	4

3	5	2	6	4	1
6	2	5	3	1	4
4	6	3	1	5	2
2	4	1	5	3	6
5	1	4	2	6	3
1	3	6	4	2	5

189페이지 해답 ▶

4	6	3	1	5	2
2	4	1	5	3	6
6	2	5	3	1	4
3	5	2	6	4	1
1	3	6	4	2	5
5	1	4	2	6	3

9	2	6	4	8	3	5	1	7
6	8	3	1	5	9	2	7	4
2	4	8	6	1	5	7	3	9
8	1	5	3	7	2	4	9	6
4	6	1	8	3	7	9	5	2
7	9	4	2	6	1	3	8	5
1	3	7	5	9	4	6	2	8
5	7	2	9	4	8	1	6	3
3	5	9	7	2	6	8	4	1

2	6	4	1	5	3
5	3	1	4	2	6
1	5	3	6	4	2
3	1	5	2	6	4
6	4	2	5	3	1
4	2	6	3	1	5

5	1	8	2	6	4	7	9	3
7	3	1	4	8	6	9	2	5
1	6	4	7	2	9	3	5	8
9	5	3	6	1	8	2	4	7
3	8	6	9	4	2	5	7	1
6	2	9	3	7	5	8	1	4
8	4	2	5	9	7	1	3	6
4	9	7	1	5	3	6	8	2
2	7	5	8	3	1	4	6	9

5	3	1	4	2	6
2	6	4	1	5	3
6	4	2	5	3	1
4	2	6	3	1	5
1	5	3	6	4	2
3	1	5	2	6	4

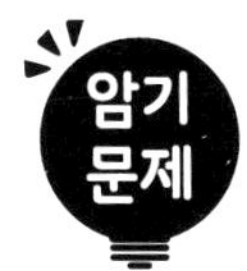

제시된 단어를 3분간 외운 다음 종이로 가리고 밑의 기록란에 순서와 관계없이 생각나는 대로 5분 이내에 적기 바랍니다.

지주 지진 유자 지구 쥐치 장화 튤립 가을 꽃게 에탄올 뜸부기 공보처 영암군 제네바 모범생 꾀쟁이 사자춤 지중해 베니스 도라지 운수업 현수막 쥐구멍 경복궁 중학교 그린벨트 덩굴나무

기록란

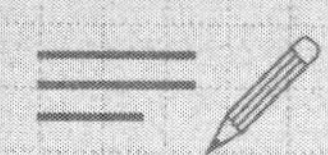

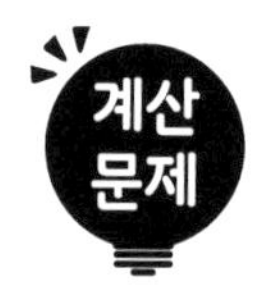

적합한 숫자나 기호(+, -, ×, ÷)를 (　　) 안에 넣으시오.

8+4+17=(　)	4+12-11=(　)	12×3-18=(　)
3×12-3=(　)	14(　)7-16=5	5+18-17=(　)
4+18+4=(　)	12×2+2=(　)	27-8+14=(　)
3+14-5=(　)	14+6-18=(　)	17+6-12=(　)
24-13+7=(　)	18-8+13=(　)	14×2-19=(　)
12÷2+4=(　)	9+21+13=(　)	12×2+4=(　)
14+8+7=(　)	16÷2+12=(　)	14(　)13-9=18
7+9(　)11=5	2(　)16-23=9	18÷6+16=(　)
16÷4+9=(　)	7+13-15=(　)	15(　)3-15=30
5(　)2-5=5	8+18-16=(　)	14×2-16=(　)
7×3+16=(　)	21(　)3+13=20	14+16+3=(　)
4+16-7=(　)	18÷2+15=(　)	24(　)17+2=9
9-5+18=(　)	23-8+13=(　)	24÷4+13=(　)
7+12+4=(　)	14÷2+12=(　)	9+12-16=(　)
7×4-16=(　)	8+15-17=(　)	15-9+13=(　)
18(　)7-3=8	2(　)12-17=7	17-8+12=(　)
16-8+9=(　)	16-7+18=(　)	19(　)16+4=7
13×3-7=(　)	26-6-13=(　)	8+13-17=(　)
15÷3+7=(　)	16÷4+13=(　)	7+14-13=(　)
3+4+13=(　)	7+17-12=(　)	26-18-3=(　)

월 일

6(　)3=12+6	23-(　)=8+9	3×8-5=12+(　)
13(　)5=2×9	19-(　)=4×3	16+3=4×2+(　)
14+7=(　)×3	(　)×2=4×7	9×2+(　)=18+6
6+9=(　)+4	17+4=3(　)7	15+(　)=18+7
9+2=18-(　)	12+(　)=14+7	7×5=14+11+(　)
13+7=8+(　)	7(　)8=19-4	18-(　)+12=21+3
9-5=(　)÷5	12+3=21(　)6	(　)+12=16×2-8
19+5=4×(　)	16-8=16(　)2	(　)-4=18-9
18+(　)=3×8	26-12=(　)+6	16+(　)=19+9
4×7=17+(　)	8+6=21-(　)	7×3+(　)=28+7
14(　)3=6+5	29-8=12+(　)	5+6=(　)÷5+6
18+3=12+(　)	32(　)2=10+6	5×8-(　)=16+12
5×6=14+(　)	(　)÷4=12-4	4×(　)+7=12+19
14-(　)=2×4	18+(　)=12×3	21÷7+8=7(　)4
3×6=13+(　)	5×(　)=18+7	8×2(　)8=18+6
18-(　)=9+7	13+4=21-(　)	16(　)2+11=15+4
3(　)8=17+7	9+12=(　)+6	6+5+(　)=7+14
(　)+15=8+14	12+9=(　)×3	6+(　)+4=23-7
19-(　)=4+3	12+(　)=15+7	12-6=24(　)4
12(　)6=9+9	21(　)5=14+2	7×4(　)8=12+8

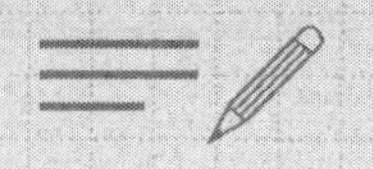

6개 칸은 1부터 6까지, 9개 칸은 1부터 9까지 가로, 세로 중복되지 않게 순서에 상관없이 공란에 기입한다.

1		2			3
	2		1	3	
2			5		
5		6			1
	1			2	
6		1		5	

		1		6	
6				3	5
	6	2			3
1				4	
5	1		6		
		6		5	1

	4		5		1
	1		2	6	
5				2	
1	5		6		2
		6			
		4		5	3

7		5	3		2		9	6
4	7		9	5		1	6	
		7		1	4			8
3		1	8		7		5	2
	5			3		8	4	
6		4	2		1	3		5
		6		9	3		1	
5	8		1	6		2	7	4
1	4		6		5	7		9

6		4	8		9		5	2
3	7			4	6			8
	3		1	9		5	7	
5			7		8	2		1
	5	8		2	4		9	
4		2	6		7	1		9
7	2		9	8		4	6	
		9		3	5		1	7
9	4		2		3	6		5

1					4
5		3			2
	5	1		2	
	2				3
2			3	1	
	6		5		1

		4	1		5
4		2		1	3
	4				
5			6		
	3		2	4	
3		1		6	

3		4			
	4		3		2
2		3		1	
		5			6
1			4	6	
	3	6			1

9		7		1		4	2	
3	6		8	4	9		5	2
		3	1			9		4
8		6		9		3	1	
2	5		7		8		4	1
	1	5		8		2		6
1		8	6		7		3	
4	7		9	5		8		3
	9	4		7	3		8	5

9		7	2		1		5	8
5	9		7	2		8		
	5	8		7	2		6	9
8		6	1			2	4	
3	7		5	9		6		2
	1	4		3	7		2	
4		2	6		5	7		
7	2		9	4		1	3	
	6		4		3		7	1

해답은 다음 페이지에 있습니다.

추리 문제 해답

◀ 194페이지 해답

1	5	2	4	6	3
4	2	5	1	3	6
2	6	3	5	1	4
5	3	6	2	4	1
3	1	4	6	2	5
6	4	1	3	5	2

3	5	1	4	6	2
6	2	4	1	3	5
4	6	2	5	1	3
1	3	5	2	4	6
5	1	3	6	2	4
2	4	6	3	5	1

6	4	2	5	3	1
3	1	5	2	6	4
5	3	1	4	2	6
1	5	3	6	4	2
4	2	6	3	1	5
2	6	4	1	5	3

7	1	5	3	8	2	4	9	6
4	7	2	9	5	8	1	6	3
9	3	7	5	1	4	6	2	8
3	6	1	8	4	7	9	5	2
2	5	9	7	3	6	8	4	1
6	9	4	2	7	1	3	8	5
8	2	6	4	9	3	5	1	7
5	8	3	1	6	9	2	7	4
1	4	8	6	2	5	7	3	9

6	1	4	8	7	9	3	5	2
3	7	1	5	4	6	9	2	8
8	3	6	1	9	2	5	7	4
5	9	3	7	6	8	2	4	1
1	5	8	3	2	4	7	9	6
4	8	2	6	5	7	1	3	9
7	2	5	9	8	1	4	6	3
2	6	9	4	3	5	8	1	7
9	4	7	2	1	3	6	8	5

195페이지 해답 ▶

1	3	5	2	6	4
5	1	3	6	4	2
3	5	1	4	2	6
6	2	4	1	5	3
2	4	6	3	1	5
4	6	2	5	3	1

6	2	4	1	3	5
4	6	2	5	1	3
2	4	6	3	5	1
5	1	3	6	2	4
1	3	5	2	4	6
3	5	1	4	6	2

3	1	4	6	2	5
6	4	1	3	5	2
2	6	3	5	1	4
4	2	5	1	3	6
1	5	2	4	6	3
5	3	6	2	4	1

9	3	7	5	1	6	4	2	8
3	6	1	8	4	9	7	5	2
5	8	3	1	6	2	9	7	4
8	2	6	4	9	5	3	1	7
2	5	9	7	3	8	6	4	1
7	1	5	3	8	4	2	9	6
1	4	8	6	2	7	5	3	9
4	7	2	9	5	1	8	6	3
6	9	4	2	7	3	1	8	5

9	4	7	2	6	1	3	5	8
5	9	3	7	2	6	8	1	4
1	5	8	3	7	2	4	6	9
8	3	6	1	5	9	2	4	7
3	7	1	5	9	4	6	8	2
6	1	4	8	3	7	9	2	5
4	8	2	6	1	5	7	9	3
7	2	5	9	4	8	1	3	6
2	6	9	4	8	3	5	7	1

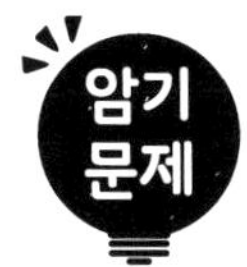

제시된 단어를 3분간 외운 다음 종이로 가리고 밑의 기록란에 순서와 관계없이 생각나는 대로 5분 이내에 적기 바랍니다.

인도 참깨 잔돈 화전 초자 풍금 감기 녹용 상추 압록강
촬영소 피조개 찬바람 건축가 보좌관 둥굴레 상수도
광나루 건재상 미역국 초인종 코뿔소 감나무 화천댐
측우기 메추라기 코스모스

기록란

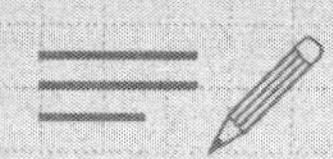

적합한 숫자나 기호(+, -, ×, ÷)를 (   ) 안에 넣으시오.

3×12-9=( )	11+5+16=( )	7+16-12=( )
18÷2+5=( )	7+24+16=( )	14×2+6=( )
16( )4+5=9	12÷4( )13=16	15+12-9=( )
7+8+11=( )	2×11-15=( )	12( )4+16=19
18-6-7=( )	3×12-15=( )	19-4-12=( )
16( )5+7=28	13+9+14=( )	16-14+7=( )
12×3+7=( )	24-7( )13=4	4+16-13=( )
12÷4+9=( )	7+13-12=( )	13×2+9=( )
32÷8+7=( )	9+25-17=( )	13( )2-17=9
7+16+5=( )	13×2-12=( )	17-9+15=( )
3( )12-8=28	16+8-17=( )	14-5+14=( )
12+3-9=( )	16-8+6=( )	18-7+18=( )
4×3+14=( )	11( )2-13=9	15+16+4=( )
6+12( )9=9	18÷3+16=( )	12-4( )8=16
8-6+13=( )	19-8+13=( )	14÷2+12=( )
3+15+6=( )	21÷3+18=( )	8+13+14=( )
2×8-12=( )	2( )16-15=17	12( )8+13=17
16÷2+4=( )	18÷3+18=( )	7+16+19=( )
11+9+4=( )	8×2+12=( )	8+16-13=( )
4+6+17=( )	6+18-16=( )	13×2-15=( )

월 일

12( )4=8×2	12+( )=14+8	21-3=2×6+( )
21( )3=3×6	19( )5=5+9	8+17=9+4+( )
12-7=15( )3	12( )3=18-3	6×3( )6=17+7
13+8=7( )3	12( )4=12-9	31-5( )6=12+8
3×8=16+( )	( )×3=15+6	7( )2+8=16+6
6+9=( )+3	14+( )=18+6	16( )2+9=9+8
7×2=3+( )	13+8=15( )6	16+( )=12×2
8-2=( )÷3	15-6=( )÷4	2×( )+8=24+2
7-2=( )÷4	12-9=( )÷6	8×( )-9=27-4
4×7=18+( )	5×6=12+( )	7+3+( )=28-6
( )+17=4×6	19+9=7×( )	15-3=( )÷5+7
6×3=12+( )	( )+16=15+12	16-9=( )÷7+3
7-4=( )÷9	21-( )=14+4	16-11=18÷( )-4
2+6=( )÷4	3( )9=18+9	11×2-4=12+( )
18-( )=2×6	2×8=21( )5	13+8=( )+11
17( )6=14+9	19-5=8( )6	13+9( )6=5+11
18+( )=9×3	9×3=14+( )	8( )3=21+3
18( )2=13-4	15+8=13+( )	24( )2-6=15-9
15( )6=13-4	21-( )=6+7	8+12=16-7( )11
13+( )=18+7	9( )2=13+5	14-11=18( )3-3

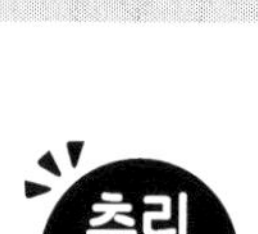

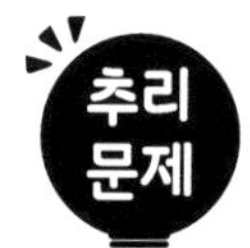

6개 칸은 1부터 6까지, 9개 칸은 1부터 9까지 가로, 세로 중복되지 않게 순서에 상관없이 공란에 기입한다.

4	2			5	
		2			3
3				4	
	5	3			
		1		6	2
2	6		1		5

	5	3			1
5		6	3		4
	4			3	
3					
		1		2	5
4			2	6	

5		6		4	
	6		5		4
	4	1			
4			1	3	
1		2			
		4	6		5

6	1		3		2	4		7
4		3	1			2	7	
	4	8		2	5		3	1
2	6		8		7	9		3
		7		1		6		
5	9		2		1		8	6
	2	6		9		5	1	
3		2	9			1		4
1	5		7	3	6		4	2

6	2		9		1	4		7
1		9		3		8		2
	4	7		1	3		5	
5	1		8			3	2	
2		1	5		6	9		3
	9	3		6	8		1	5
7	3		1	9		5	4	
		2	6		7	1		4
9		8		2		7		1

		3	6		2
	5			2	
1			2		4
	6				1
	4	6		1	
6			1		3

	6	3		1	
	3		2		
		2	4		
	1				5
6		1		5	2
4			1	3	

4			5		3
	4			5	1
6	2		1		
		1			2
5	1		6		
		5	2		

9	4		6	2		7		1
6			3		2		9	7
	7	2		5		1	6	
8		7	5		4			9
4	8		1	6		2	7	
	2	6		9	3		1	8
1		9	7			8		2
5	9		2		1		8	
2	6			4	7	9		3

6	2			4	1		3	7
		7	2		3	1		
5	1		8	3		7	2	6
7		6		5	2		4	
	8	2			7	5		4
1			4	8		3	7	
	5	8		7	4		6	1
4		3	7		8	6		
2	7		5	9		4		3

해답은 다음 페이지에 있습니다.

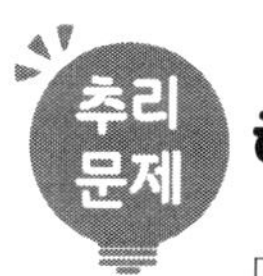

해답

◀ 200페이지 해답

4	2	6	3	5	1
6	4	2	5	1	3
3	1	5	2	4	6
1	5	3	6	2	4
5	3	1	4	6	2
2	6	4	1	3	5

2	5	3	6	4	1
5	2	6	3	1	4
1	4	2	5	3	6
3	6	4	1	5	2
6	3	1	4	2	5
4	1	5	2	6	3

5	3	6	2	4	1
2	6	3	5	1	4
6	4	1	3	5	2
4	2	5	1	3	6
1	5	2	4	6	3
3	1	4	6	2	5

6	1	5	3	8	2	4	9	7
4	8	3	1	6	9	2	7	5
9	4	8	6	2	5	7	3	1
2	6	1	8	4	7	9	5	3
8	3	7	5	1	4	6	2	9
5	9	4	2	7	1	3	8	6
7	2	6	4	9	3	5	1	8
3	7	2	9	5	8	1	6	4
1	5	9	7	3	6	8	4	2

6	2	5	9	8	1	4	3	7
1	6	9	4	3	5	8	7	2
8	4	7	2	1	3	6	5	9
5	1	4	8	7	9	3	2	6
2	7	1	5	4	6	9	8	3
4	9	3	7	6	8	2	1	5
7	3	6	1	9	2	5	4	8
3	8	2	6	5	7	1	9	4
9	5	8	3	2	4	7	6	1

201페이지 해답 ▶

5	1	3	6	4	2
3	5	1	4	2	6
1	3	5	2	6	4
4	6	2	5	3	1
2	4	6	3	1	5
6	2	4	1	5	3

2	6	3	5	1	4
5	3	6	2	4	1
1	5	2	4	6	3
3	1	4	6	2	5
6	4	1	3	5	2
4	2	5	1	3	6

4	6	2	5	1	3
2	4	6	3	5	1
6	2	4	1	3	5
3	5	1	4	6	2
5	1	3	6	2	4
1	3	5	2	4	6

9	4	8	6	2	5	7	3	1
6	1	5	3	8	2	4	9	7
3	7	2	9	5	8	1	6	4
8	3	7	5	1	4	6	2	9
4	8	3	1	6	9	2	7	5
7	2	6	4	9	3	5	1	8
1	5	9	7	3	6	8	4	2
5	9	4	2	7	1	3	8	6
2	6	1	8	4	7	9	5	3

6	2	5	9	4	1	8	3	7
8	4	7	2	6	3	1	5	9
5	1	4	8	3	9	7	2	6
7	3	6	1	5	2	9	4	8
3	8	2	6	1	7	5	9	4
1	6	9	4	8	5	3	7	2
9	5	8	3	7	4	2	6	1
4	9	3	7	2	8	6	1	5
2	7	1	5	9	6	4	8	3

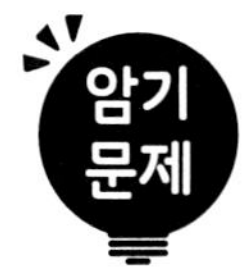

제시된 단어를 3분간 외운 다음 종이로 가리고 밑의 기록란에 순서와 관계없이 생각나는 대로 5분 이내에 적기 바랍니다.

위패 신라 재롱 까치 댕기 법관 백숙 빌라 빗물 아산만
김장독 조리개 영동군 개간지 범고래 구기자 모닝콜
섬진강 사육신 대항마 정부군 위스키 중개인 공동탕
경옥고 줄다리기 가시나무

기록란

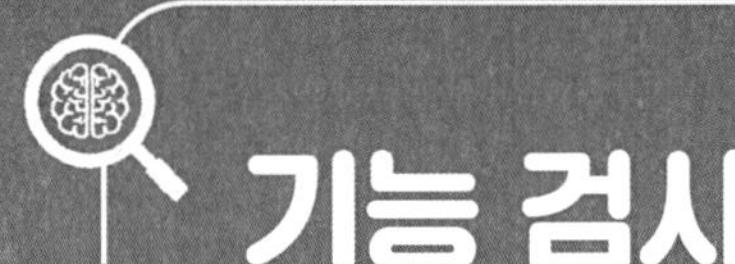

☑ 숫자 읽기

아래 숫자를 숫자(예 4-사, 9-구, 3-삼, 6-육과 같이)로 끝까지 소리 내어 읽고 걸린 시간을 기록한다. [분 초]

9 4 8 3 7 8 6 9 6 9 8 6 9 5 8 4 7 6 9 7 5
3 8 5 7 6 4 8 6 7 9 5 4 6 8 9 3 5 8 3 4 9
6 5 9 7 6 5 3 9 7 6 3 8 7 6 8 7 5 3 4 7 8
9 4 7 9 4 5 7 6 8 7 9 3 7 9 3 4 4 9 6 3 8
7 8 6 7 5 4 7 8 4 5 8 7 6 3 3 8 5 4 8 5 9
6 7 4 8 9 4 7 5 8 6 7 9 4 3 9 8 6 7 4 8 6
7 9 4 8 7 8 6 7 5 3 8 7 6 3 8 7 6 3 8 7 5
4 8 5 9 3 5 9 4 5 6 3 5 7 3 6 3 8 5 3 8 3
6 4 5 4 8 6 7 9 6 8 3 4 8 8 5 7 9 3 5 7 6
8 4 7 6 5 3 7 6 6 5 9 4 8 9 4 5 8 3 9 5 8
7 4 8 9 4 6 8 6 5 9 7 8 3 4 8 9 6 4 4 3 7
8 4 5 3 9 6 8 7 3 8 9 8 4 3 8 8 3 9 5 8 4
4 8 9 6 4 8 3 6 4 5 8 6 5 9 7 4 7 9 6 5 9
5 4 7 9 3 4 3 4 8 8 5 7 9 3 5 7 6 8 4 7 6

☑ 색채 읽기

위 숫자를 숫자로 읽지 않고 색채(예 5-빨강, 6-파랑, 4-노랑, 7-빨강, 8-검정, 6-초록, 4-보라와 같이)로 소리 내어 읽는다. [분 초]

☑ 숫자 계산

숫자를 더해서 십 자리는 제하고 한 자릿수만 적는다. 예를 들어 9와 6을 더하면 15이지만 10은 제하고 5만, 6과 8을 더하면 14이지만 4만, 8과 3은 1을, 3과 7은 0을 숫자와 숫자 사이에 적는다(7. **책의 사용 방법 설명 참조**). 끝까지 한 다음 걸린 시간을 기록한다. **[분 초]**

9 6 3 9 5 7 3 5 8 9 4 8 3 7 8 6 9 6 9 8 6 9 5
8 4 7 6 9 7 5 3 8 5 7 6 4 8 6 7 9 5 4 6 8 9 3
5 8 3 4 9 6 5 9 7 6 5 3 9 7 6 3 8 7 6 8 7 5 3
4 7 8 9 4 7 9 4 5 7 6 8 7 9 3 7 9 3 4 4 9 6
3 8 7 8 6 7 5 4 7 8 4 5 8 7 6 3 3 8 5 4 8 5 9
6 7 4 8 9 4 7 5 8 6 7 9 4 3 9 8 6 7 4 8 6 7 9
4 8 7 8 6 7 5 3 8 7 6 3 8 7 6 3 8 7 5 4 8 5 9
3 5 9 4 5 6 3 5 7 3 6 3 8 5 3 8 3 6 4 5 4 8 6
7 9 6 8 3 4 8 8 5 7 9 3 5 7 6 8 4 7 6 5 3 7 6
6 5 9 4 8 9 4 5 8 3 9 5 8 7 4 8 9 4 6 8 6 5 9
7 8 3 4 8 9 6 4 4 3 7 8 4 5 3 9 6 8 7 3 8 9 8
4 3 8 8 3 9 5 8 4 4 8 9 6 4 8 3 6 4 5 8 6 5 9
7 4 7 9 6 5 9 5 4 7 9 3 4 8 6 9 6 9 8 6 4 8
4 3 7 8 9 7 8 3 7 5 4 8 6 7 5 4 8 6 3 7 6 8 9
5 7 5 8 9 6 4 9 8 4 6 3 5 9 8 7 4 6 8 3 5 7
9 6 5 7 4 9 6 8 4 8 4 9 3 8 8 3 9 8 7 8 6 9
5 4 4 8 6 3 9 6 9 3 5 6 7 4 6 8 3 5 6 9 8 6 4
7 9 6 5 7 6 8 3 7 9 79 5 3 8 9 5 6 3 9 6 3

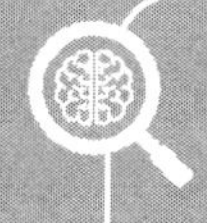

기능 검사 종합 그래프 작성 요령

뒤 페이지 그래프의 숫자 읽기란, 색채 읽기란, 숫자 계산란에 1회에서 6회까지 각각 걸린 시간을 점으로 찍는다. 그리고 1회에서 6회까지 선으로 연결하면 전체적인 변화를 그래프로 볼 수 있다.

한 권 내에서는 약간의 기복이 있지만, 1, 2, 3, 4권의 종합 그래프를 비교해 보면 현저한 변화를 알 수 있다.

MEMO

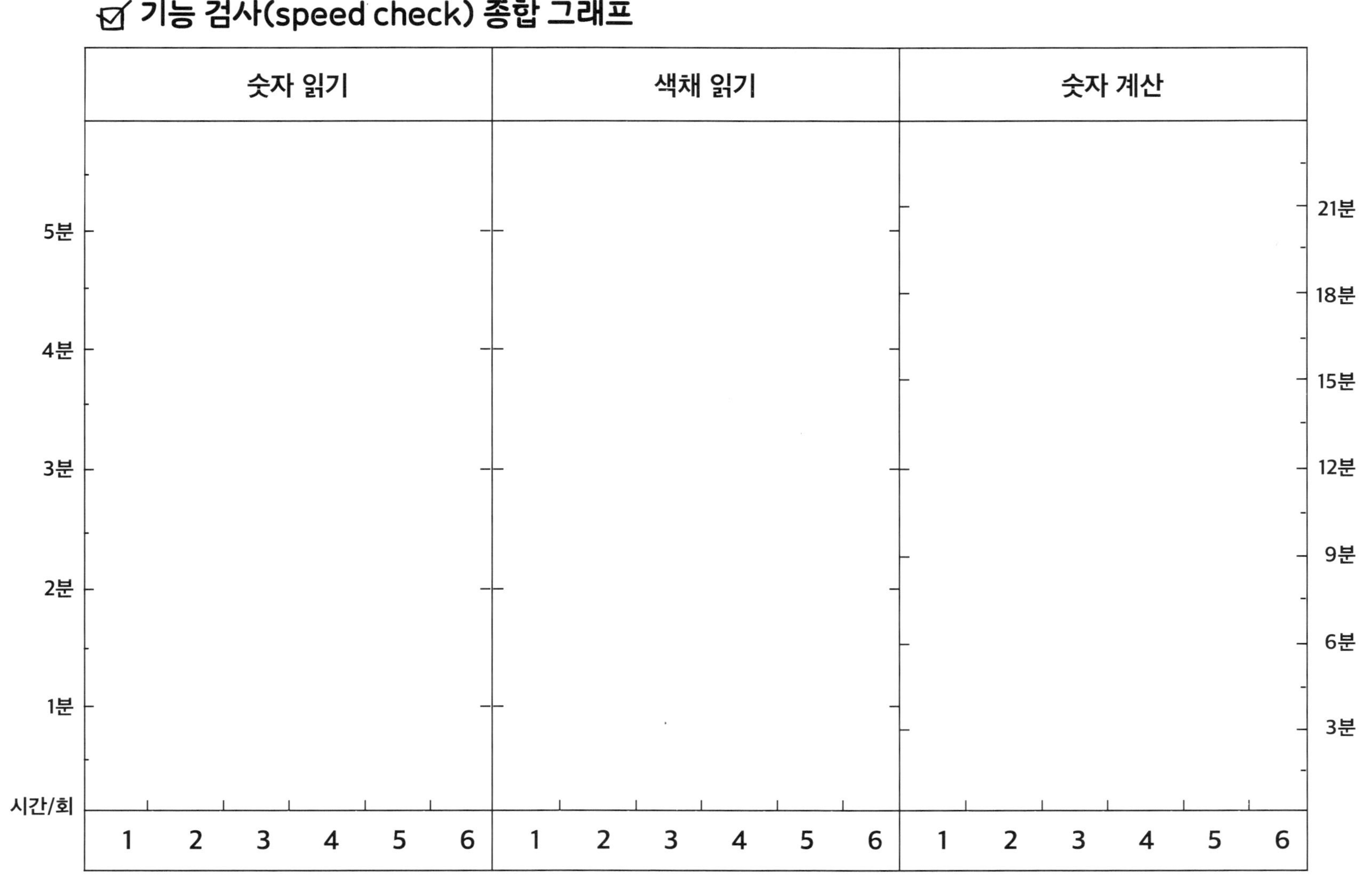

기능 검사(speed check) 종합 그래프
숫자 읽기
색채 읽기
숫자 계산
5분
4분
3분
2분
1분
시간/회
21분
18분
15분
12분
9분
6분
3분
1 2 3 4 5 6
1 2 3 4 5 6
1 2 3 4 5 6

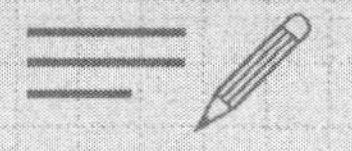

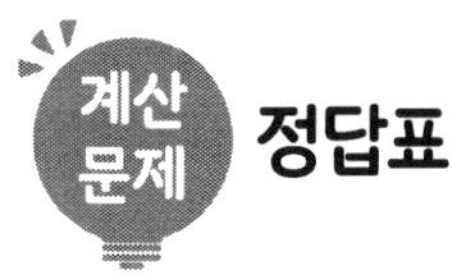

정답표

1일(회) 월 일

16페이지 해답 ▼

7+16-8=(15)	15+8-14=(9)	18+5+12=(35)
26-4+4=(26)	16-14+8=(10)	18-7+15=(26)
3×7+18=(39)	24+8-14=(18)	18+15+6=(39)
6+17-9=(14)	28÷4+15=(22)	17+16+8=(41)
9-3+14=(20)	27-8-12=(7)	28÷2+18=(32)
8+17-7=(18)	24(÷)4+12=18	6+14+26=(46)
7+9(-)11=5	13-7+14=(20)	23+7-18=(12)
22-8-6=(8)	3×11-17=(16)	26-4-13=(9)
16+4+5=(25)	14+9+17=(40)	26-14(+)8=20
14×2+7=(35)	19+6-15=(10)	8+14-14=(8)
18÷3+7=(13)	28÷4+13=(20)	7+19+16=(42)
18+7+8=(33)	13(×)2-14=12	7(+)16-15=8
3(×)7-19=2	9+18-14=(13)	13×2-12=(14)
13+6+14=(33)	5+17-14=(8)	3×8+13=(37)
28÷4+3=(10)	8(+)17-14=11	12×4+11=(59)
17+8+9=(34)	18÷2+12=(21)	13+12-7=(18)
7(+)8-12=3	3×12(-)11=25	18(÷)6+14=17
12÷4+7=(10)	8+12-14=(6)	14×3-15=(27)
24(÷)8+5=8	4+18-16=(6)	12(×)4-17=31
9+17+8=(34)	14×2-13=(15)	19-8+17=(28)

17페이지 해답 ▼

3×8=17(+)7	15-8=(21)÷3	2(×)9+8=17+9
14+4=6(×)3	6×6=(19)+17	7(+)9-3=19-6
7+2=18(÷)2	3×8=12+(12)	6×(3)+6=18+6
12(-)5=4+3	12×3=(27)+9	19-5=7+(7)
12-5=(14)÷2	36(÷)4=17-8	12+16-4=4×(6)
11-8=(27)÷9	19(+)8=9×3	13+8=3×(6)+3
13-7=(24)÷4	7(×)4=21+7	12×(2)+12=6×6
5+2=12(-)5	24-7=(11)+6	(15)-5=14-4
12÷3=(32)÷8	21-6=(11)+4	(15)÷3=4÷2+3
11-8=(27)÷9	2+12=(21)-7	2×6+(9)=13+8
(11)+7=12+6	17-8=5+(4)	25÷5+2=(28)÷4
12+6=(3)×6	(28)÷7=12-8	27-4-5=12+(6)
13+6=(10)+9	8×(3)=18+6	18+3-16=(40)÷8
(18)÷6=11-8	4×(8)=16×2	18÷6+2=(20)÷4
3(+)12=9+6	19(-)7=5+7	6+4+6=9(+)7
11+4=(3)×5	(15)+8=9+14	6+(6)=9-2+5
15+7=(17)+5	(14)-6=15-7	6+(10)=12+4
13+(8)=3×7	7(+)12=10+9	17-3=2×5+(4)
14-7=3(+)4	(10)-4=15-9	6(×)3=26-5-3
3×6=12+(6)	16-8=(5)+3	2×7(+)8=6+16

2일(회) 월 일

22페이지 해답 ▼

12+8-9=(11)	3×12-17=(19)	27-8-12=(7)
14-7+4=(11)	16+7+18=(41)	19-15+7=(11)
12÷6(+)7=9	28-6-14=(8)	7+11-15=(3)
16÷4+6=(10)	28÷4+15=(22)	8+19-17=(10)
17+9-7=(19)	5×4+15=(35)	9+18-14=(13)
3(×)6-12=6	8(+)13-18=3	13×3-14=(25)
3×12-7=(29)	17+6+14=(37)	8+17-14=(11)
28(÷)7+3=7	9+24+16=(49)	13×2+15=(41)
17+6+4=(27)	18(×)2-17=19	14+12-9=(17)
8(+)7-13=2	3×12-14=(22)	12(÷)3+14=18
12÷2+7=(13)	7+12-16=(3)	13×3-15=(24)
9+26-12=(23)	12×2-18=(6)	16+7-18=(5)
9+18+8=(35)	13×3-15=(24)	17(+)9-14=12
7+16-8=(15)	16(÷)8+13=15	16+4+12=(32)
16(÷)4+5=9	27-14+5=(18)	18-9+14=(23)
4×7+13=(41)	23+4-13=(14)	15(-)12+8=11
7+15-7=(15)	28÷4+12=(19)	24+15+3=(42)
9-6+18=(21)	14-8+16=(22)	26÷2+12=(25)
6+14+7=(27)	24(÷)6+15=19	3(×)13-14=25
4×8-25=(7)	4+16+15=(35)	16-8+12=(20)

23페이지 해답 ▼

(17)+7=12×2	(13)+8=12+9	18+9-6=7×(3)
16(+)2=3×6	16(-)3=6+7	24-3=6(×)3+3
8+12=(11)+9	(12)+15=9×3	2×6+(2)=21-7
12+3=(19)-4	3(×)7=15+6	8(×)4-8=27-3
12-2=5(×)2	(30)÷5=2×3	17-2=4+(11)
6×4=12+(12)	16(-)5=9+2	(10)+3=21-8
6×4=12(×)2	23+13=6(×)6	(14)÷2=4+3
6×4=(8)+16	7-4=(15)÷5	6(×)3-4=21-7
12+7=(25)-6	13-9=(12)÷3	(18)+2=12+8
3×7=(7)+14	12-5=(28)÷4	(14)+7=5×5-4
(16)÷4=12-8	18-6=(7)+5	12-8=(20)÷5
(28)÷2=3+11	(12)+4=13+3	2+3=(35)÷7
13-7=(36)÷6	(3)×7=13+8	13-4=(27)÷3
(40)÷5=4+4	3×(9)=19+8	18-11=(12)÷4+4
(23)-3=16+4	17-6=8(+)3	(4)+13=24-7
18(-)2=14+2	18-6=(7)+5	16(-)4=5+7
4(+)13=19-2	7+18=5(×)5	3(×)4+5=12+5
3(×)5=12+3	13(-)6=4+3	8(+)15=5+18
(11)+13=3×8	2(×)8=12+4	9+12=5+(16)
(7)+8=3+12	3(+)9=17-5	22+3=8+(17)

3일(회) 월 일

28페이지 해답 ▼

17-9+3=(11)	2(×)14-19=9	8+17-14=(11)
4(×)6-19=5	7+16-15=(8)	14×2-12=(16)
8(+)7-13=2	2(×)16-13=19	12÷4+14=(17)
12÷6+7=(9)	6+14-16=(4)	13×3-13=(26)
7+12+4=(23)	28÷7+17=(21)	7+17+15=(39)
7(×)4-23=5	3+15(-)12=6	12-7(+)12=17
22-5-4=(13)	3×13-15=(24)	26-5-15=(6)
17+5-7=(15)	15+6+12=(33)	26-14+8=(20)
13×6-7=(71)	19(-)3-13=3	9+14-16=(7)
16÷2+7=(15)	16÷4+12=(16)	8+17+14=(39)
3×12-4=(32)	12(÷)3+14=18	9+16-18=(7)
28÷2×3=(42)	9+8+14=(31)	18(÷)6+4=7
18÷2+16=(25)	13+15-8=(20)	13×4-14=(38)
24÷8+7=(10)	8+18-16=(10)	12(×)3-17=19
9+17+2=(28)	14(×)5-17=53	14-9+14=(19)
5+17-9=(13)	17+9-14=(12)	18(÷)6+14=17
16(÷)2-5=3	17-14(+)7=10	17-6+14=(25)
4×8-15=(17)	11-4+16=(23)	15(-)12+3=6
7+17-7=(17)	28÷4+12=(19)	12+15-8=(19)
27(÷)9+6=9	16÷2+14=(22)	16+5-14=(7)

29페이지 해답 ▼

19(-)5=8+6	16÷(4)=12-8	12+7=2(×)7+5
5(+)4=13-4	13+(11)=4×6	2×12-6=8+(10)
5+11=2(×)8	(2)×8=12+4	8+(9)=19-2
17-5=9(+)3	8(+)9=12+5	3×(7)=4×4+5
15+3=9(×)2	17(-)9=4+4	12+5=(3)×5+2
11-5=8(-)2	3(+)8=18-7	7+(13)=14+6
12+3=3(×)5	12+6=9×(2)	3×2+(8)=16-2
18-4=7×(2)	17+4=3(×)7	(13)-4=18-9
9+9=6(+)12	12+3=(20)-5	6×(2)+4=19-3
6+7=18-(5)	24÷2=6+(6)	5×(3)=12+3
(35)÷7=12-7	9×(3)=9+18	16-2=5+(9)
8÷4=(18)÷9	3(×)6=9×2	18÷3=(24)÷4
9+6=19-(4)	6×(2)=3×4	17-14=(24)÷8
(6)+12=6×3	14(÷)2=15-8	14÷2-3=(24)÷6
12(-)5=4+3	15-3=(4)+8	(4)+9=19-6
9(+)7=14+2	19-4=(9)+6	(22)-3=12+7
2(×)4=14-6	12(+)3=3×5	2×(6)=18-6
15+(6)=7×3	12×3=(27)+9	(12)+9=6+15
(12)+12=6×4	2(×)9=12+6	12+6=3(×)6
12(+)3=7+8	17(+)3=4×5	14+3=9+(8)

4일(회)　월　일

34페이지 해답 ▼

4×9-17=(19)	2×17-15=(19)	18÷6+15=(18)
12÷3(+)4=8	6+17-14=(9)	13×2-13=(13)
13×3-8=(31)	18÷3+17=(23)	8+17+19=(44)
17+4+7=(28)	3(×)11-13=20	7+17-16=(8)
9(-)7+12=14	9+17-14=(12)	13×3-12=(27)
3×12-4=(32)	17+5+17=(39)	9+16-15=(10)
7(+)7-11=3	12×3-16=(20)	16+4(-)13=7
17+4+5=(26)	15(÷)3+14=19	17+15-7=(25)
21÷3-5=(2)	9+18-17=(10)	12×2-19=(5)
9+15+4=(28)	13(×)4-18=34	28(÷)4+15=22
5+14-4=(15)	17+8-15=(10)	16+8+17=(41)
18(÷)3-2=4	18-15(+)4=7	18(-)9+17=26
4(×)7-16=12	17+4-12=(9)	14+17+3=(34)
7+18-5=(20)	21(÷)7+14=17	12+13-7=(18)
9-5+14=(18)	28(-)9-15=4	24÷(8)+16=19
6+14+4=(24)	24÷6+18=(22)	7+13+16=(36)
7×3-16=(5)	5+16-14=(7)	12-7+13=(18)
3×12-13=(23)	16-8+13=(21)	7(+)15-14=8
14+6+7=(27)	18+9-15=(12)	26(÷)13+7=9
12×3+7=(43)	27-9-13=(5)	9+14-17=(6)

35페이지 해답 ▼

18(-)4=8+6	(13)+8=14+7	18-9=2×(3)+3
12+(6)=3×6	9+(16)=17+8	11+2=4×(2)+5
4×6=(10)+14	12(+)3=18-3	12+(14)=19+7
3+9=17-(5)	6×(6)=18×2	2×(7)+3=12+5
16-4=6(+)6	(30)÷6=14-9	14+5=(13)+6
12+3=4+(11)	(16)÷8=18÷9	18(-)10=16-8
16-7=3(×)3	13-8=18-(13)	(9)+12=5+16
13+5=3×(6)	5×4=(8)+12	(24)÷3+3=13-2
12-8=8(÷)2	17-4=(5)+8	(28)÷4=16-9
3×3=(18)÷2	4×4=9+(7)	(28)÷7=10÷5+2
(16)÷4=8÷2	19-8=4+(7)	4×4+3=5+(14)
12-8=(24)÷6	11+(4)=7+8	17-8=(24)÷4+3
2+3=(25)÷5	3×(6)=21-3	6×3=15+(3)
(12)÷6=6-4	12+(11)=15+8	6×2+3=6+(9)
4(×)3=17-5	17-3=(8)+6	(16)+8=12×2
8×3=16+(8)	15-4=6+(5)	18-(3)=5×3
7+(9)=12+4	16-4=3(+)9	(11)+8=8×2+3
9(+)6=12+3	6+15=(13)+8	(10)+14=6×4
(18)-6=4×3	8(+)7=19-4	13+9=6(×)3+4
(21)-3=12+6	3(×)7=14+7	13+7=(6)+14

5일(회) 월 일

40페이지 해답 ▼

4+12-4=(12)	17-6+15=(26)	7+17-14=(10)
18×2-4=(32)	9(+)13-14=8	13×2-13=(13)
19+9+9=(37)	18÷3+13=(19)	13+14-5=(22)
2(×)12-17=7	12÷2+13=(19)	21(÷)7+14=17
16÷2+4=(12)	6+16-14=(8)	13×3-16=(23)
32÷8+5=(9)	2(×)12-17=7	12×3+17=(53)
9+15+4=(28)	12×5-17=(43)	14-9+16=(21)
5+15-6=(14)	17(+)4-13=8	16(+)4-13=7
17+4-8=(13)	25-17+6=(14)	18-9+17=(26)
7(×)3-16=5	14+6-12=(8)	16+14+3=(33)
8+15-8=(15)	28÷4+12=(19)	12+13+7=(32)
9-3+15=(21)	18(÷)9+14=16	24÷2+14=(26)
6+15+4=(25)	24÷4+15=(21)	7+14+14=(35)
7(×)3-14=7	8+16+14=(38)	12-8+13=(17)
22-8-7=(7)	2(×)11-13=9	27-8(-)12=7
14+5+3=(22)	15(+)8-14=9	19-16(+)8=11
11×3-7=(26)	21-6-11=(4)	9+18-13=(14)
18(÷)3+2=8	24(÷)4+13=19	4(+)14+19=37
18(-)7-8=3	6×3+12=(30)	8+12-16=(4)
9+6+16=(31)	9+17-14=(12)	14(×)3-15=27

41페이지 해답 ▼

17-(3)=8+6	6(×)3=21-3	18-4=3×(4)+2
(11)+3=7+7	16+(9)=18+7	12+7=18+7-(6)
9÷3=12(-)9	8×(3)=16+8	2(+)6=14-6
8+13=8+(13)	(3)+6=18-9	6(×)4=9×2+6
12+6=(13)+5	14+(3)=12+5	7×3=16(+)5
5×3=(9)+6	14-(9)=15÷3	18(÷)3=15-9
4×3=15-(3)	18+8=(19)+7	2×6+(6)=3×6
6÷(2)=12-9	15-9=(36)÷6	8×3=14+(10)
12+5=4+(13)	12×2=(10)+14	(3)×8+3=19+8
4+12=9+(7)	7+12=6+(13)	(21)÷7+5=16-8
(18)÷6=12-9	(12)+4=19-3	25-4=7×(3)
6×3=12+(6)	(20)÷4=11-6	17(-)11=24÷4
12+7=(10)+9	(24)÷6=16-12	12×2=4(×)6
7+(5)=18-6	24-(5)=5+14	4×3+2=18-(4)
15+9=6×(4)	9+12=13+(8)	6(+)8=19-5
19-3=2(×)8	11-7=(16)÷4	(18)+5=15+8
9+8=12+(5)	19+7=(14)+12	4(×)6+3=21+6
4(×)3=16-4	14+3=6+(11)	12÷3+(3)=15-8
(2)×8=14+2	8(+)5=19-6	18+8=12+(14)
4+(8)=4×3	8(×)3=16+8	14+8=7+(15)

6일(회) 월 일

46페이지 해답 ▼

9×4+12=(48)	18+6-18=(6)	16×2+12=(44)
12÷4+15=(18)	8(+)13-15=6	16+15+7=(38)
7+9-12=(4)	6+16-14=(8)	14-3+13=(24)
22-9-4=(9)	3(×)12-12=24	26-3(-)15=8
14(-)5-3=6	14+8+17=(39)	26-15+3=(14)
14×2+9=(37)	24(÷)8+13=16	2(×)12-15=9
16÷4+7=(11)	28÷4+12=(19)	8+17+19=(44)
14+5+8=(27)	5×3+12=(27)	9+14-16=(7)
8(-)7+12=13	9+15-13=(11)	12×3-12=(24)
4×7+3=(31)	12+5(-)11=6	9+15-14=(10)
18(÷)3+2=8	7(×)2-8=6	13×3-16=(23)
16+5+9=(30)	18(÷)2+15=24	18(-)12+7=13
8+5+13=(26)	3×11+13=(46)	12÷6+17=(19)
12(÷)6+7=9	7+14-15=(6)	17×2+18=(52)
21÷7+5=(8)	9+25-18=(16)	12×3+19=(55)
7+18+3=(28)	13(×)3-18=21	24(÷)8+16=19
3(+)14-9=8	17+5-14=(8)	16(÷)8+13=15
18(÷)2-2=7	27-17+6=(16)	18-9+17=(26)
4×9-13=(23)	13(+)4-13=4	16(-)12+3=7
6+16-4=(18)	28÷4+16=(23)	12+17-9=(20)

47페이지 해답 ▼

(19)+4=14+9	16+(5)=17+4	3×8-6=12+(6)
12+(6)=3×6	18(-)6=4×3	4+12=7(×)3-5
12+6=5+(13)	12(+)5=19-2	13+(12)=19+6
8-2=12(-)6	4×(3)=17-5	2×8+(3)=12+7
9×3=14+(13)	15(-)2=7+6	7×3=(3)+18
2×7=(6)+8	18(÷)3=14-8	6×(3)+2=27-7
2×6=18-(6)	24÷(4)=13-7	(6)+17=7+16
14+2=7+(9)	15+7=(14)+8	(9)+8=23-6
15+5=4(×)5	3×6=12+(6)	11×2+(3)=16+9
18-4=7×(2)	2×8=18-(2)	19-(2)=4+13
8+(13)=7×3	19-4=5+(10)	14-5=(25)÷5+4
18÷3=9-(3)	7+(17)=15+9	14÷7+8=14-(4)
14-9=(25)÷5	3×(8)=12×2	13-7=(24)÷8+3
(18)÷6=9÷3	9+(13)=14+8	6+7=18-(5)
4(×)3=14-2	19-3=(13)+3	2(×)9+3=18+3
9(+)7=14+2	18-3=12+(3)	14÷2+(8)=12+3
12+(6)=9×2	9+18=3×(9)	6(×)3+2=24-4
9+(3)=2×6	18-3=5(×)3	(9)+12=16+5
8×(2)=9+7	(8)+16=12×2	18-4+9=14+(9)
(15)+5=13+7	17+(15)=16×2	15+8=(26)-3

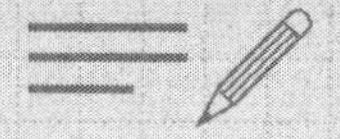

7일(회) 월 일

54페이지 해답 ▼

21÷3+4=(11)	4+12+13=(29)	14×2+17=(45)
18÷9+11=(13)	18(-)13+4=9	13×3-12=(27)
7(+)9-12=4	2(×)16-24=8	12(×)2-17=7
16÷4+7=(11)	7(+)12-15=4	7×3+14=(35)
24÷4+6=(12)	8+22-17=(13)	12×3-19=(17)
7+18+7=(32)	13×2-14=(12)	28(÷)7+12=16
8+15-6=(17)	17+7-15=(9)	14+7+13=(34)
16+8-3=(21)	27(÷)9+16=19	16-9+17=(24)
8+6(-)12=2	14+12+3=(29)	22-17(+)+4=9
8+16-4=(20)	24÷2+12=(24)	22-18+7=(11)
3+13(-)8=8	16(+)8-17=7	28(÷)14+4=6
4+15+6=(25)	24÷3+12=(20)	8+13+14=(35)
5(×)4-16=4	4+11+19=(34)	18(÷)6+13=16
22-5-8=(9)	3×12+14=(50)	19-5-12=(2)
18+8+7=(33)	16+5+18=(39)	16-14+8=(10)
13×2+7=(33)	27-8-13=(6)	9+13-16=(6)
16(÷)8+7=9	28÷7+13=(17)	8+19+14=(41)
14+9+3=(26)	3×6+14=(32)	9+17-12=(14)
6+8(-)11=3	9+17-13=(13)	4×8-12=(20)
3×12-5=(31)	14+6+12=(32)	9+17-14=(12)

55페이지 해답 ▼

6+12=(6)×3	18÷2=18-(9)	21(÷)3+6=9+4
15-9=(24)÷4	12-9=(15)÷5	2(×)6+3=18-3
12÷2=13-(7)	12÷2=(18)÷3	2×7+(9)=19+4
6÷(2)=9÷3	14÷7=(16)÷8	(18)÷6+4=13-6
3×6=(10)+8	16-12=(16)÷4	16-9=(21)÷7+4
4×2=17-(9)	5+(3)=24÷3	25÷5-2=(24)÷8
(21)÷7=11-8	(20)÷5=12÷3	18÷3-3=(18)÷6
12+(6)=9×2	17-2=12+(3)	(5)×4+4=18+6
(11)+13=4×6	19-7=(6)+6	(25)-4=13+8
5(×)3=19-4	4+17=3×(7)	(11)+4=18-3
4×(4)=19-3	18-6=10(+)2	3+(18)=16+5
7(+)9=14+2	(7)+14=15+6	13×2=6+(20)
(13)+8=3×7	21(-)3=12+6	12×2+4=8+(20)
6×(3)=9×2	6+(18)=4×6	12×2=(19)+5
(5)×3=12+3	(8)+13=3×7	6+12=3×(6)
4+12=(19)-3	9(+)18=9×3	8×(3)=29-5
12+4=4(×)4	(10)+8=12+6	8+(9)=12×2-7
18-4=2×(7)	5(+)7=16-4	17-5=4×(3)
4×7=(24)+4	(5)×6=15×2	6×(3)+2=25-5
3(×)6=12+6	15+8=(10)+13	(2)×14=12+16

8일(회) 월 일

60페이지 해답 ▼

12×2-9=(15)	8+17-16=(9)	12×3+17=(53)
24÷8+6=(9)	9+24-15=(18)	12÷3+17=(21)
7+18+4=(29)	13×3-13=(26)	15-9+14=(20)
8+16-6=(18)	17+5-12=(10)	16+8-13=(11)
14(÷)2-2=5	27-14+6=(19)	18-9+17=(26)
2×7+13=(27)	13+8-12=(9)	16+15+3=(34)
5(+)12-9=8	21÷3+13=(20)	11+14+7=(32)
4(×)5-15=5	17-9+13=(21)	24÷8+15=(18)
4+13+6=(23)	36(÷)2-15=3	7+17+16=(40)
5×6-21=(9)	5+15+19=(39)	12-8+13=(17)
22-5-8=(9)	2(×)13-18=8	19(+)4-16=7
15(÷)3+3=8	15+9+19=(43)	16-8+8=(16)
11×3-14=(19)	27-8-14=(5)	4(+)19-15=8
14÷2+16=(23)	8(+)16-17=7	5+14-17=(2)
13+9+4=(26)	3(×)12-21=15	9(+)14-16=7
9+5(-)12=2	9+18-19=(8)	13×2-12=(14)
3×12+4=(40)	14(+)7-17=4	9+14-16=(7)
18(÷)6+5=8	4+7+18=(29)	13(×)3-25=14
17+4+2=(23)	12÷2+13=(19)	8(-)5+6=9
8+4+17=(29)	2×16-16=(16)	18÷6+14=(17)

61페이지 해답 ▼

8(×)2=19-3	16+(7)=14+9	19+4=21+8-(6)
(3)×5=18-3	16+(4)=4×5	4×5+(2)=2×11
12+5=(15)+2	7×(3)=19+2	3×6-(2)=19-3
7×3=18(+)3	12(+)9=16+5	18+(3)=13+8
14+4=(9)×2	18(-)4=12+2	8+18=4×(6)+2
12+4=(13)+3	5×(5)=17+8	6+(2)=16-8
12-4=2(+)6	15-8=21(÷)3	5+(18)=7+16
6+17=12+(11)	12-8=(16)÷4	11+(3)=19-5
12+6=3×(6)	21+3=3×(8)	13+(4)=9+8
6×2=17-(5)	24÷4=15(-)9	4×4+3=13+(6)
(21)÷7=10-7	4×5=14(+)6	14-7=(15)÷5+4
12-8=(12)÷3	(12)÷4=14-11	17-13=(20)÷5
3×6=12(+)6	(18)÷3=3×2	3×2+3=(18)÷2
(24)÷3=2×4	4×(5)=15+5	18-4=(18)÷3+8
11+(7)=9×2	3×5=17-(2)	17+(5)=3×5+7
18(-)5=16-3	19-3=(2)×8	21-(4)=12×2-7
2×(9)=12+6	9+17=(10)+16	(7)+5=18-6
(6)+12=3×6	16+6=13+(9)	9×2+(5)=17+6
2×(9)=13+5	7+(10)=11+6	18+9=16+(11)
(13)+8=7×3	(8)+16=6×4	13+9=4×(5)+2

9일(회) 월 일

66페이지 해답 ▼

3+17-4=(16)	21÷3+18=(25)	11+14+3=(28)
9-6+18=(21)	19-8+12=(23)	12(÷)2+13=19
8+17+5=(30)	14÷2+11=(18)	2(×)12-16=8
5×8-24=(16)	5+12+19=(36)	15-8+13=(20)
15(-)5+2=12	3×12-12=(24)	17+7-12=(12)
9+16-7=(18)	17+5-15=(7)	18+7+13=(38)
15+3-2=(16)	27-18+6=(15)	19(-)7+17=29
5×6+16=(46)	13+4-12=(5)	12+14+3=(29)
16(÷)4+5=9	7+15(-)15=7	14×2-18=(10)
24÷8+9=(12)	9+24-17=(16)	11×3-19=(14)
2×12-4=(20)	15+4+17=(36)	3(×)17-14=37
21÷7×4=(12)	3+27+18=(48)	14×2-16=(12)
17(-)7-6=4	18(÷)6+14=17	14(+)15-7=22
8+5+12=(25)	2×16-13=(19)	12÷3+17=(21)
9+17+7=(33)	13×3-14=(25)	15-9+16=(22)
14(-)7+2=9	15+5+18=(38)	28(÷)14+7=9
12×2+9=(33)	27(-)8-13=6	4+15(-)15=4
32÷4+9=(17)	18÷3+11=(17)	6+17+19=(42)
18(÷)9+6=8	5(×)4-16=4	3×12-16=(20)
6(+)9-12=3	7+18-12=(13)	16(÷)4+12=16

67페이지 해답 ▼

19-(3)=8×2	17-(9)=4×2	24÷2=18-(6)
6(×)3=14+4	18+(4)=15+7	7+12=(14)+5
8+9=12+(5)	4(×)6=16+8	2×6+(5)=19-2
4×2=16-(8)	4(+)7=16-5	2×(9)+4=27-5
17-2=8+(7)	12+(3)=5×3	5×5-7=12+(6)
9-4=13-(8)	(17)-3=18-4	2×6+(7)=16+3
3×6=(2)×9	13+6=12+(7)	18÷3+(14)=4+16
17+7=13+(11)	2×8=(8)+8	(19)-5=17-3
2×7=19-(5)	19-4=(9)+6	(16)÷4+5=18-9
3×7=12+(9)	15+2=(20)-3	(21)÷7+3=14-8
(11)+7=12+6	18-7=6+(5)	15÷5+8=8+(3)
4×5=15(+)5	16(÷)4=12-8	9+7=2×7+(2)
6×4=15+(9)	2(×)6=17-5	17+3=(8)+12
3×3=17-(8)	(18)÷3=15-9	16+8=(17)+7
14+(7)=3×7	16+5=(7)+14	7+9-(5)=18-7
18-(6)=4×3	18-4=7(×)2	16(-)8=5+3
(13)+5=3×6	9+17=13(×)2	3(×)4+2=18-4
6(×)2=16-4	18-6=2×(6)	18(÷)2+12=6+15
9+(5)=7×2	5+(14)=12+7	18+5=3×(6)+5
12+(6)=3×6	18(÷)3=15-9	11+9=3(×)4+8

10일(회)　　월　　일

72페이지 해답 ▼

9÷3+17=(20)	13+7-13=(7)	19(-)8+11=22
7+18-6=(19)	12×3-14=(22)	16+7+13=(36)
16+5-9=(12)	27-17+3=(13)	18(÷)3+17=23
4(+)13-8=9	18×2+15=(51)	12+12+7=(31)
9-5+11=(15)	13+8(-)16=5	28÷4+13=(20)
4+15+6=(25)	4×4+15=(31)	7+15+16=(38)
7×4-21=(7)	3+13+14=(30)	12(×)2-16=8
22-8(-)6=8	3×12-16=(20)	16+4-12=(8)
21÷3+5=(12)	4+27-18=(13)	13×2+6=(32)
17+4+5=(26)	18(×)2-12=24	13+17-7=(23)
8(+)9-12=5	21÷3+12=(19)	12×3+11=(47)
15÷5+18=(21)	26(÷)13+7=9	5×7-13=(22)
6×5+8=(38)	19+8-13=(14)	9(+)12-15=6
16(÷)2-2=6	18÷2+13=(22)	8+12+19=(39)
7(×)3-12=9	9+14(-)16=7	26-15(-)6=5
3+6+14=(23)	9+15-12=(12)	13×2-12=(14)
3×12+3=(39)	12(+)8-17=3	9+14-14=(9)
12×2+3=(27)	2(×)12-15=9	13×2-18=(8)
11×3-9=(24)	9+18-17=(10)	12×3-19=(17)
4×8-16=(16)	21+8-19=(10)	14÷7+13=(15)

73페이지 해답 ▼

18(-)5=8+5	6×(3)=12+6	3×6=3(×)2+12
12+(5)=8+9	6(+)7=18-5	15+12=9+(11)+7
19-5=2(×)7	(22)+14=9×4	8+16-(17)=19-12
12+4=2×(8)	12×2=15+(9)	2×8+(12)=12+16
4×6=14+(10)	(12)+12=4×6	19-4=3+(12)
3×6=(15)+3	(20)-7=15-2	11+9-(6)=19-5
3×6=9×(2)	13-4=(1)+8	(10)+12=6+16
14+4=3(×)6	14+5=16+(3)	17-8+(4)=6+7
2+12=2×(7)	16+8=7+(17)	6×2+(10)=17+5
18-7=6(+)5	3×7=13+(8)	12-(4)=12÷3+4
7+(5)=17-5	19+8=(10)+17	16÷2+3=6+(5)
2×9=12+(6)	3×(4)=24÷2	19-3=(10)+6
4×4=(9)+7	16-(9)=21÷3	12-4=(8)÷2+4
12+(6)=9×2	(12)÷4=12-9	14-6=(15)÷5+5
8×(3)=6×4	16+5=3×(7)	3×4+(13)=18+7
(13)+6=12+7	18-6=5(+)7	(19)-4=12+3
13+5=9(×)2	9+17=(2)×13	(13)+4=11+6
3×(6)=12+6	21-7=7×(2)	8+(7)=2×5+5
(5)+9=7×2	8×(3)=17+7	3×2+12=13+(5)
3×6=12+(6)	5×4=(8)+12	2(×)7+8=6+16

11일(회) 월 일

78페이지 해답 ▼

4+13+6=(23)	14×2-11=(17)	3+14+16=(33)
7(+)9-12=4	8+14+19=(41)	12(÷)6+14=16
12(÷)4+5=8	2(×)12-17=7	16÷4+12=(16)
8÷4+12=(14)	2×16+15=(47)	12÷6+17=(19)
12×3-8=(28)	6+14-13=(7)	13×2-15=(11)
14(×)2-9=19	9+14-15=(8)	12×3-19=(17)
14+7+7=(28)	16÷4+18=(22)	22(÷)11+7=9
13×2+3=(29)	19-3-13=(3)	9+13-16=(6)
16×2+7=(39)	18(÷)2-4=5	7+19(-)19=7
13+2(-)8=7	5×5-14=(11)	6+17-16=(7)
8+4+12=(24)	4+15-15=(4)	17(×)4-12=56
3×12+5=(41)	16(÷)8+17=19	9+13-14=(8)
18÷2(+)6=15	9+9+18=(36)	13×3-16=(23)
16÷8+9=(11)	18÷3+11=(17)	13+15-7=(21)
9+14+7=(30)	13(×)2-17=9	19-9+12=(22)
5+14-3=(16)	18÷3+15=(21)	16+7+13=(36)
16+4-2=(18)	27-18+8=(17)	18-8+17=(27)
7×4+16=(44)	13(×)2-13=13	16+12+3=(31)
9+16-8=(17)	21(÷)7+13=16	22-15+7=(14)
9(×)2-15=3	21-5+13=(29)	12×2+12=(36)

79페이지 해답 ▼

6+7=19-(6)	12+6=3(×)6	(8)+12=3×6+2
9+8=12+(5)	18-5=(10)+3	3×4+(5)=21-4
7+17=9+(15)	6+13=15(+)4	2×6(+)9=15+6
(24)÷2=4×3	14-9=(20)÷4	2×3+14=12+(8)
3×2=(18)÷3	8÷2=(24)÷6	18-12=(10)÷5+4
12-5=(21)÷3	(16)÷4=13-9	14-3=15÷3+(6)
(20)÷4=10÷2	(28)÷7=12÷3	18÷3=(24)÷6+2
12+(9)=16+5	16+8=14(+)10	18÷3+(8)=18-4
(24)÷4=4+2	13+4=(19)-2	4×(5)+5=16+9
(12)÷3=9-5	9+4=21-(8)	(7)+8=18-3
(17)-4=18-5	21-3=(6)×3	14+4+(5)=8+15
11+(3)=7×2	(17)-2=6+9	17+9=16+(10)
(12)+15=3×9	17-(4)=6+7	12+8=17+7-(4)
17+(7)=8×3	18+(3)=25-4	24-3=8(×)2+5
(15)÷3=12-7	19(-)6=6+7	6+12=7(+)11
12+6=(13)+5	11(+)5=4+12	12+(4)=19-3
13-7=(18)÷3	7(×)3=17+4	(9)+8=12+5
7×3=16+(5)	18(÷)2=15-6	7×3=14+(7)
8÷2=(20)÷5	(18)-7=15-4	12+(12)=3×8
3×6=16+(2)	21-5=5+(11)	12+(10)=6+16

12일(회) 월 일

84페이지 해답 ▼

7+15-7=(15)	14×2-17=(11)	14+8+12=(34)
12(+)5-8=9	26-19+5=(12)	16-7+13=(22)
2×4+15=(23)	21+6-18=(9)	14+12-8=(18)
7+16-5=(18)	27(÷)9+14=17	24÷12+5=(7)
12(÷)4+5=8	15+4+18=(37)	36-16-8=(12)
13×2-9=(17)	19(-)2-11=6	3+18-15=(6)
16×2+4=(36)	18÷3+16=(22)	8(+)17-21=4
14(-)9+2=7	3(×)7-15=6	4+19-16=(7)
8+5+14=(27)	7+13-15=(5)	13×3-12=(27)
3×12+4=(40)	12+7-14=(5)	8(+)17-14=11
32÷8×4=(16)	9+24+18=(51)	14×2-16=(12)
18÷3+8=(14)	18(÷)6+13=16	13+14-7=(20)
8(÷)4+3=5	2(×)13-18=8	12÷3+14=(18)
12÷4+5=(8)	4+14-12=(6)	13(×)2-18=8
4(×)5-14=6	12×4-12=(36)	16+8-14=(10)
9+14+3=(26)	12×3-12=(24)	16-8+12=(20)
9-8+13=(14)	11(-)9+14=16	16(÷)2+15=23
6+14+6=(26)	24÷6+12=(16)	7+13(-)14=6
7×4-18=(10)	3+14+13=(30)	18-6+13=(25)
19-8-6=(5)	2×12-16=(8)	16-6+12=(22)

85페이지 해답 ▼

3(×)7=7+14	15+(8)=6+17	2×8+4=(13)+17
8×3=17(+)7	14+(22)=3×12	16-7+(8)=21-4
6×5=(12)+18	3×(7)=14+7	2(×)6+7=13+6
18-5=9+(4)	18(+)6=15+9	16+7=6+(17)
5+7=18-(6)	19(-)6=6+7	17-2=2×4+(7)
6×3=11+(7)	12-6=18(÷)3	3×(5)+7=6+16
12-7=(15)÷3	15×2=15+(15)	3(×)7-12=3+6
16-12=(16)÷4	3×8=(13)+11	2×(12)=4×4+8
12-9=(21)÷7	4×7=12+(16)	4×(4)+3=17+2
4(×)4=12+4	3×9=(12)+15	17-11=(18)÷6+3
13-8=(15)÷3	18(-)6=24÷2	12-6=(12)÷3+2
16-14=(8)÷4	18+(18)=12×3	3×4-7=(10)÷2
(18)÷3=4+2	2×(8)=32÷2	3×(4)+12=4×6
2×(9)=13+5	21-6=(11)+4	6×2+(4)=18-2
(7)+13=4×5	19-3=11+(5)	12+(10)=15+7
5+(7)=14-2	9+13=(14)+8	(14)+8=18+4
19(-)4=8+7	18-4=(9)+5	17+(6)=4×5+3
3×(8)=15+9	13+(12)=18+7	27-5=(6)×3+4
12+(6)=3×6	14(+)4=6×3	14+9=13+(10)
18-(10)=14-6	7×(3)=13+8	14÷2+12=9+(10)

13일(회)　월　일

92페이지 해답 ▼

12-6+3=(9)	12+4+18=(34)	13-12+4=(5)
12(÷)3+5=9	9+9-14=(4)	7+15-19=(3)
15×2+4=(34)	18÷2+14=(23)	4+13+9=(26)
8÷2+13=(17)	9+23-14=(18)	12×3-15=(21)
16+4+9=(29)	24÷6+13=(17)	13+14-6=(21)
3+5+13=(21)	4×12-11=(37)	18÷9+14=(16)
16÷2+7=(15)	9+14(-)18=5	13(×)2-17=9
24(÷)6+3=7	4+22-17=(9)	12×3+14=(50)
5+12+2=(19)	14(÷)7+6=8	21(÷)7+16=19
14+3+8=(25)	6×4-13=(11)	4+14-13=(5)
4(×)5-16=4	9+12(-)12=9	14×2-17=(11)
3×15-7=(38)	12+3+15=(30)	7+15-12=(10)
9-6+12=(15)	19-8+14=(25)	22÷2+16=(27)
4(+)11-6=9	24÷3+14=(22)	7+12(-)14=5
7×4-25=(3)	3+14+15=(32)	12-5+13=(20)
15(÷)5+3=6	3×12+14=(50)	17(-)2-12=3
3(+)12-6=9	14(+)6-14=6	11+3+13=(27)
12+4-5=(11)	24(÷)12+6=8	19-7+17=(29)
4×4+14=(30)	12+5-11=(6)	11+12+3=(26)
7+15-8=(14)	16÷2+12=(20)	12+14-7=(19)

93페이지 해답 ▼

6(÷)3=11-9	16+(20)=4×9	3+12=23-6-(2)
12+(6)=3×6	7(×)3=13+8	4+14=2×3+(12)
12-9=9(÷)3	15(+)4=7+12	18÷3+(9)=17-2
12÷3=12-(8)	18(-)9=3+6	3×(8)+3=3×9
13-8=(30)÷6	2(×)7=18-4	19-6=2×(5)+3
12÷4=(9)÷3	(15)-4=14-3	21-(8)+3=18-2
14-9=(25)÷5	6+8=18-(4)	14÷2+(14)=14+7
8+7=12+(3)	3×(7)=17+4	5×4+(10)=21+9
6×4=18(+)6	17-8=7+(2)	3(×)6-4=9+5
9×4=17+(19)	4×6=12+(12)	2×(7)+7=13+8
7(×)3=15+6	18-7=5+(6)	(18)÷3+12=12+6
14-8=18(÷)3	24(÷)4=14-8	5×6+3=18+(15)
3×8=(12)+12	8×(3)=18+6	17+7=3×4+(12)
4(×)9=12×3	(2)×4=14-6	26+6=5×(5)+7
21-(3)=3×6	17+7=6(×)4	12+(7)+6=18+7
(2)+4=13-7	23+7=6×(5)	21+(14)+4=13×3
5+(9)=19-5	9+14=(17)+6	(16)÷4+8=18-6
13+(4)=8+9	18-2=2×(8)	(17)+6=8+15
3(×)5=11+4	12+(12)=16+8	8+19=4×(9)-9
(9)+18=3×9	24-(9)=7+8	22-5=8+(6)+3

14일(회) 월 일

98페이지 해답 ▼

4+2+16=(22)	9+11-15=(5)	12×3-12=(24)
3×12-7=(29)	12+7+17=(36)	9+14(-)15=8
9+13+4=(26)	13×2+12=(38)	19-4+13=(28)
4+12-6=(10)	17+4-15=(6)	16+7+12=(35)
27(÷)9+2=5	18(÷)6+3=6	14×2-14=(14)
18÷2×2=(18)	9+17-14=(12)	13(×)2-16=10
12×3+4=(40)	18÷2+12=(21)	13+14-7=(20)
5+3+13=(21)	12(÷)2+2=8	12÷6+15=(17)
16÷4+4=(8)	6+14-15=(5)	13×2-16=(10)
24÷8+4=(7)	9+18-14=(13)	12×3-17=(19)
4(×)5-11=9	13+5-12=(6)	16+17+4=(37)
4+16-4=(16)	18÷9(+)16=18	12+15+5=(32)
9-3+13=(19)	19-9+13=(23)	16÷2+13=(21)
6+14+6=(26)	24÷4+11=(17)	7+15-16=(6)
2(×)8-12=4	3+12+19=(34)	12(×)2-17=7
12-4-3=(5)	2×12-14=(10)	16(+)2-11=7
14+3+4=(21)	13+7+18=(38)	16-13+2=(5)
13×2-7=(19)	9-8(+)13=14	9+11-15=(5)
18÷3+7=(13)	18(÷)3-2=4	8+14-12=(10)
3×5+12=(27)	4+14-12=(6)	16-15+6=(7)

99페이지 해답 ▼

3(×)8=17+7	5(×)5=7+18	24+12=3×7+(15)
7×(3)=15+6	7×(4)=19+9	4+12=(18)÷9+14
19+2=17+(4)	16(÷)2=17-9	3×4+(4)=19-3
7+16=15(+)8	14-(9)=8-3	26-(11)=12+7-4
4+12=2(×)8	14+(8)=16+6	26-5=14+(4)+3
3+7=18-(8)	16-(7)=18-9	(6)×3=24-6
15-7=16(÷)2	8×3=12+(12)	13(+)6=12+7
18+7=5×(5)	2×8=(4)+12	12÷3+(13)=21-4
14+(10)=3×8	4×(7)=19+9	7+(14)+6=19+8
4×8=18+(14)	14-4=5+(5)	4×3+(16)=21+7
(18)÷6=12-9	16-8=4+(4)	(27)÷9+3=14-8
9×3=15+(12)	14(+)4=3×6	2×6+6=12+(6)
4×6=(15)+9	(14)÷7=13-11	6×4-7=21-(4)
(32)÷4=2×4	(3)+13=4×4	5×(5)+3=14×2
6×(2)=3×4	2×15=16+(14)	12+(7)=4×3+7
18(+)7=16+9	19(-)7=3+9	6+(18)-4=17+3
19(-)12=5+2	9+17=14(+)12	15(+)3=16+2
3+(11)=8+6	12+9=(7)×3	7+(10)+4=6+15
(21)-2=7+12	18(-)6=3×4	8-7+19=7+(13)
(9)+14=17+6	12+(7)=16+3	3×9-8=14+(5)

15일(회) 월 일

104페이지 해답 ▼

3×11-2=(31)	12(×)2-18=6	9+17-18=(8)
21÷3+2=(9)	9+17-18=(8)	13×2+13=(39)
17+5+2=(24)	18÷3+12=(18)	11+14-7=(18)
8+4+13=(25)	16(-)12+5=9	12÷4+14=(17)
12-4-3=(5)	2×12-14=(10)	16-2-12=(2)
12+6+7=(25)	15-9+12=(18)	16-12+8=(12)
13×2+4=(30)	19-7+11=(23)	9+12-15=(6)
12÷4+3=(6)	6+13-15=(4)	13×4-18=(34)
35÷5-4=(3)	9+18-17=(10)	12×3-19=(17)
9+15+2=(26)	13×2-12=(14)	19-6+13=(26)
5(+)12-8=9	17(+)3-14=6	16(-)12+4=8
16(÷)4+2=6	17-13+4=(8)	18(+)2-13=7
4×2+12=(20)	17+6-12=(11)	16+11+3=(30)
7+13-8=(12)	18÷2+14=(23)	12(×)3-27=9
9-4+12=(17)	19-7+11=(23)	16÷2+12=(20)
6+11+6=(23)	24÷3+12=(20)	7(+)14-12=9
3×8-16=(8)	3+12+3=(18)	12-7+16=(21)
16(÷)2-3=5	18÷2+13=(22)	8+19-12=(15)
11+4+8=(23)	5×2+12=(22)	3(×)14-12=30
3(×)7-14=7	4+12-13=(3)	12×3-12=(24)

105페이지 해답 ▼

19-(4)=4+11	18+4=7+(15)	11×2=4×(6)-2
6(×)3=12+6	(2)+7=15-6	7×3=9×(2)+3
7+13=4×(5)	12+(15)=9+18	6+14-(11)=17-8
7×3=12+(9)	3×(9)=19+8	4×5+(3)=15+8
9+4=18-(5)	4×(8)=26+6	7×3-4=14+(3)
5×5=(9)+16	16(-)7=17-8	3×(7)+4=5×5
9+8=15+(2)	11+7=2(×)9	18+3+(4)=9+16
3×5=12+(3)	2×12=(12)+12	25-8-(5)=19-7
7+5=19-(7)	14+3=(4)+13	(6)+4=15-8+3
8+9=(11)+6	12÷2=3×(2)	(28)÷7+2=24÷4
(14)÷2=16-9	18-12=(24)÷4	24÷2-5=(21)÷3
11-6=(25)÷5	12÷3=(20)÷5	(30)÷6+6=18-7
12-7=(15)÷3	22-(8)=7×2	18-5=(6)+7
(24)÷4=2×3	5(×)5=16+9	12+4=21-9+(4)
14+(10)=4×6	11×2=(19)+3	17-(8)+5=8+6
(10)+18=4×7	19-5=(8)+6	18+(11)=13×2+3
9+(18)=9×3	19+7=(20)+6	(10)+14=18+6
(20)÷5=12-8	13+16=(17)+12	(26)-5=16+5
(18)÷9=17-15	14+(11)=12+13	18+9=6+6+(15)
(16)+8=12×2	24-(6)=16+2	22-4+9=(9)+18

16일(회) 월 일

110페이지 해답 ▼

2+15+2=(19)	14×2+13=(41)	4+12+11=(27)
12-5+3=(10)	12(×)2-17=7	16-12+8=(12)
12×2+3=(27)	21(÷)7+3=6	3+16-14=(5)
15÷3+2=(7)	12÷4+12=(15)	2+13+12=(27)
8×2+12=(28)	9+21-18=(12)	14×2-16=(12)
3(×)9-16=11	2×17-15=(19)	18÷6+15=(18)
12÷4+4=(7)	6(+)17-14=9	13×2+12=(38)
11×3-2=(31)	18÷3+14=(20)	8+15-19=(4)
12+4-7=(9)	3×8-12=(12)	7(+)16-17=6
7(×)3-14=7	2×12-14=(10)	12×3-11=(25)
4(+)12-8=8	12÷4+15=(18)	12(×)2-16=8
9-4+12=(17)	19-7+12=(24)	14÷2+12=(19)
5+15-4=(16)	14÷2+15=(22)	7(+)12-15=4
8×4-14=(18)	8+12(-)14=6	12-9+12=(15)
22-5-7=(10)	3×11+13=(46)	18(÷)9+7=9
14(÷)7+4=6	15+2-13=(4)	19-16+4=(7)
13×2-7=(19)	19-5-11=(3)	7+12-14=(5)
9+14-7=(16)	11(×)2-14=8	13+2+13=(28)
6÷2+5=(8)	4+18-16=(6)	12×2+12=(36)
3+14+2=(19)	14×2-13=(15)	14-7+15=(22)

111페이지 해답 ▼

16+(5)=3×7	18(÷)3=13-7	4×3+9=17+(4)
14+(7)=15+6	7×(3)=14+7	3×12=3×6+(18)
16+5=(24)-3	(9)+6=18-3	6+(6)+5=19-2
7×2=19-(5)	19-(12)=14-7	2×2×(6)=16+8
9+14=(17)+6	(27)-4=18+5	17-5=23-4-(7)
11+7=6(×)3	14+(8)=5+17	5(+)6+4=19-4
16÷2=14-(6)	15+8=(6)+17	(3)+12=6×2+3
19-(7)=18-6	18-2=(12)+4	2×8+(9)=18+7
18-(3)=3+12	19-5=(8)+6	18-(7)=5+6
6+(11)=19-2	8+17=(29)-4	8+9-(5)=18-6
7+(7)=18-4	17-6=(5)+6	3×6+(3)=6+15
(5)+14=7+12	19-(4)=12+3	8+9=6×5-(13)
19(-)4=13+2	16-(7)=6+3	12+9=8+3+(10)
(13)+7=4+16	12+(11)=14+9	14-7=9+8-(10)
8×(3)=16+8	2×12=(11)+13	16+6=17+(8)-3
8(×)2=12+4	8×2=21-(5)	24÷3+(8)=19-3
15+(8)=19+4	19+4=(16)+7	(6)+3=28-7-12
19(-)12=4+3	18+5=(19)+4	2×(8)+8=9+15
(15)÷5=6-3	19+(9)=4×7	18+19=8+8+(21)
16+(5)=13+8	(16)+17=11×3	15+9=17+(7)

17일(회) 월 일

116페이지 해답 ▼

14(÷)2-4=3	21÷3+14=(21)	21(÷)7+12=15
8-6+15=(17)	19-8+12=(23)	12÷6+12=(14)
8(×)2-8=8	14÷7+12=(14)	4+11+14=(29)
5×4-14=(6)	5(+)9-5=9	15-8+12=(19)
15-8+2=(9)	2×13-12=(14)	18(÷)6+4=7
13×3+7=(46)	11(×)2-17=5	6+18-15=(9)
16×2+2=(34)	18÷3+13=(19)	4+15+11=(30)
18(÷)6+4=7	3×7-15=(6)	4+18-16=(6)
8(+)6+12=26	9(+)13-15=7	12×3-12=(24)
3×12-2=(34)	13+7-15=(5)	8+16-12=(12)
32÷8+2=(6)	4+14+12=(30)	11×3-15=(18)
18(÷)6+4=7	18÷3+12=(18)	11+14-7=(18)
9+14-2=(21)	12×3-15=(21)	12-9+14=(17)
7+12-3=(16)	16(÷)8+13=15	16-4+12=(24)
16÷4+2=(6)	17-14+6=(9)	14-9+13=(18)
4×7+13=(41)	13(+)4-12=5	13-11+4=(6)
2+14-6=(10)	28÷4+13=(20)	14+13+3=(30)
9-8+12=(13)	14-8+12=(18)	26÷2+12=(25)
3+12+7=(22)	24÷3+12=(20)	3+12+13=(28)
4×2+15=(23)	4+15-12=(7)	12-8+11=(15)

117페이지 해답 ▼

7×(3)=7+14	16+(6)=13+9	24-5=9+5+(5)
24-(6)=3×6	11×(2)=15+7	12+24=3×7+(15)
9+16=(18)+7	4(×)7=12+16	5(×)2+7=19-2
14-9=(20)÷4	26-(14)=5+7	(16)÷4+6=17-7
12-8=(24)÷6	15(-)9=18-12	4×8=12×(2)+8
21÷3=15-(8)	18(+)4=9+13	25-(11)=3×6-4
4×6=(10)+14	15-12=(9)÷3	(32)÷8+3=21-14
17+6=13+(10)	21-12=(7)+2	23-4-(7)=7+5
14+9=(27)-4	21÷3=15-(8)	16÷4+(4)=13-5
14+9=7(+)16	12-8=(20)÷5	5+8+(8)=24-3
16÷4=(28)÷7	24÷8=16-(13)	24÷6+5=15-(6)
19+5=3×(8)	(28)÷4=15-8	17+8=5×2+(15)
14-9=(30)÷6	24÷3=4×(2)	23+8=8×3(+)7
(27)÷9=18÷6	(15)÷3=17-12	16+7=6+(13)+4
15+(9)=8×3	17-3=(18)-4	(2)×7+8=28-6
(14)+7=5+16	19-2=(11)+6	24-7-(6)=5+6
12+(5)=9+8	19+6=5×(5)	3×4+(9)=28-7
17+(7)=4×6	9×3=16+(11)	7×(3)+5=9+17
2(×)8=12+4	9×(2)=12+6	18-8=18÷6+(7)
4×(6)=18+6	4(×)6=16+8	3×6+4=18+(4)

18일(회) 월 일

122페이지 해답 ▼

12×2+2=(26)	6+14-12=(8)	12×3+11=(47)
24÷8+6=(9)	9(+)14-17=6	12÷3+12=(16)
7+18+4=(29)	13×2-12=(14)	19-9+12=(22)
8+16-6=(18)	17+5-13=(9)	16+3+14=(33)
14+6-2=(18)	17(-)12+3=8	12-9+14=(17)
3+14+6=(23)	13×3-14=(25)	19-8+11=(22)
4(×)4-11=5	12+4-12=(4)	14+2+11=(27)
16+4-3=(17)	17-12+6=(11)	16-8+12=(20)
21(÷)7+3=6	12+13-3=(22)	12-11+4=(5)
8+16-4=(20)	24÷2+12=(24)	22-15+3=(10)
3(×)6-11=7	19-7+14=(26)	18(÷)3-2=4
4+15+3=(22)	24÷3+14=(22)	4+13+12=(29)
5×3-12=(3)	2(×)12-16=8	12-6+11=(17)
24÷4+6=(12)	8+18-14=(12)	12×3+13=(49)
9(×)2-9=9	14×2-17=(11)	19-9+13=(23)
3+14-9=(8)	13+9-14=(8)	16+2+13=(31)
12+6-7=(11)	17-12+7=(12)	18(÷)2-3=6)
4×6-12=(12)	15+4-16=(3)	15(+)16-17=14
7(×)2-6=8	16÷4+13=(17)	12+13-8=(17)
9+5-12=(2)	16÷2+13=(21)	16(+)5-14=7

123페이지 해답 ▼

4×(5)=13+7	14+(11)=9+16	6+8=21-9+(2)
11(+)6=9+8	6(×)4=7+17	32-7-4=9+(12)
8+7=3(×)5	(6)×3=6+12	6×(3)+7=19+6
16+9=5×(5)	18-(13)=11-6	2×8+(8)=12×2
15÷3=8-(3)	26-(9)=14+3	7+15=4+5+(13)
18÷2=(17)-8	(3)+18=12+9	6×3(+)3=29-8
6+7=19-(6)	14+4=(24)-6	2×4+(15)=7+16
16+2=6(×)3	18-2=11+(5)	29-(6)=2×9+5
18-4=7×(2)	8+14=(16)+6	3×4+(9)=3+18
17-3=7+(7)	12+18=17+(13)	7×3+(14)=27+8
7(×)3=19+2	13+(4)=21-4	18-10=(16)÷4+4
18-4=(10)+4	14+(9)=16+7	24÷8+(5)=14-6
9+4=18-(5)	14-(6)=24÷3	24÷3+4=18-(6)
(12)÷3=12-8	(25)÷5=12-7	11+4=(3)+4+8
14+(11)=9+16	5+18=13+(10)	12+(4)=2×4+8
18-(6)=5+7	6+17=(11)+12	26-(7)=4×3+7
9(+)7=2×8	19+7=(20)+6	4×(2)+16=18+6
16-(11)=9-4	7+8=21-(6)	3×6+(4)=7+15
(5)+13=2×9	7+(15)=13+9	18+9=6+5+(16)
12+(6)=3×6	25-(4)=13+8	11+9=6×6-(16)

19일(회) 월 일

130페이지 해답 ▼

3+14-7=(10)	14÷2+12=(19)	4+12+11=(27)
4+15+14=(33)	13-7+13=(19)	13+8-14=(7)
21(÷)7+4=7	3(×)7-14=7	18-4-11=(3)
13+4-5=(12)	15+9-13=(11)	16-12+8=(12)
14×2-8=(20)	29-7-14=(8)	8(+)14-13=9
5×4+13=(33)	13+4-15=(2)	12(-)11+4=5
16×3-8=(40)	7(+)14-12=9	12×3+14=(50)
24÷6+3=(7)	9+14-16=(7)	7×5-16=(19)
3×13-4=(35)	13+4+18=(35)	3(×)14-18=24
21÷3+4=(11)	3+17+16=(36)	12×3-17=(19)
12(×)2-8=16	12÷6+15=(17)	17-15+7=(9)
8+9-15=(2)	2×14-12=(16)	15÷3+12=(17)
3×6+16=(34)	17+4-13=(8)	14(-)11+3=6
7(+)7-12=2	12÷2+15=(21)	11+13-4=(20)
9(÷)3+5=8	19-9+13=(23)	16÷2(+)14=22
2+14+3=(19)	12÷6+18=(20)	7(+)17-16=8
3×8-12=(12)	5+12-13=(4)	12-8+12=(16)
5×5-13=(12)	26-8-13=(5)	7+15-14=(8)
14(+)3-8=9	18(÷)3-4=2	16-12+4=(8)
3×5+4=(19)	27-8-13=(6)	9+18-14=(13)

131페이지 해답 ▼

6+7=(19)-6	19+8=3(×)9	2×5(+)5=19-4
9+6=5×(3)	17+4=3×(7)	3×5+(6)=14+7
9+7=8×(2)	17-5=(3)×4	(16)÷4+4=14-6
(24)÷4=8-2	18-9=18(÷)2	16÷2+(7)=12+3
18÷2=(27)÷3	15+(9)=3×8	12÷(2)+7=6+7
4×2=(72÷9	(41)+7=12×4	21-8=(8)÷2+9
9-4=(30)÷6	2(×)9=15+3	24÷(3)+5=9+4
5(×)3=6+9	6+18=15+(9)	12+3=28-5-(8)
(21)-4=8+9	13+4=21-(4)	21-9+(3)=7+8
3+(13)=9+7	16+8=17+(7)	3×7-(9)=18-6
4+(11)=8+7	21+4=14+(11)	7+(17)+2=9+17
6(+)9=7+8	23-(9)=5+9	18+9=9×2+(9)
9(-)4=3+2	18-(7)=7+4	21-7=18(-)4
9(÷)3=9-6	13+(10)=14+9	24÷2=6×3-(6)
2(×)8=7+9	17-(6)=4+7	14+9=9+5+(9)
9÷3=(18)-15	(11)+13=3×8	28-7-(8)=19-6
4×4=5+(11)	12+(4)=18-2	12+(5)+8=21+4
3×9=(21)+6	17(+)9=13+13	7+8=23-14(+)6
9+7=(19)-3	21-(5)=11+5	6(×)3+3=26-5
8+9=2+(15)	17+18=5×(7)	11×2-(9)=5+8

20일(회) 월 일

136페이지 해답 ▼

7(+)8-12=3	18+7-14=(11)	14+2+12=(28)
16-4+6=(18)	26-14+9=(21)	18-9+15=(24)
4×7-18=(10)	14+8-13=(9)	18(÷)3+3=9
7+17-6=(18)	28÷4+14=(21)	14+16+4=(34)
8-3+12=(17)	17-8+12=(21)	28÷2+11=(25)
7×4-11=(17)	3+13+14=(30)	12(-)5+11=18
22(-)8-9=5	3×12-13=(23)	16(×)2-13=19
21÷3+7=(14)	4(+)12-11=5	12×2-15=(9)
12+4-9=(7)	12(×)2-15=9	13+14-8=(19)
4+2+16=(22)	21÷3+14=(21)	12×6-15=(57)
15÷5+15=(18)	16(-)13+4=7	2×14-13=(15)
13×2-5=(21)	19-4-12=(3)	7+13-15=(5)
22÷2+5=(16)	5+24-17=(12)	12×3-17=(19)
9(+)8-12=5	12(×)3-18=18	9-7+14=(16)
5+12-4=(13)	17+6-12=(11)	16(÷)8+13=15
15+4-7=(12)	25-16+3=(12)	18-8+16=(26)
3×8-16=(8)	24+6-15=(15)	17+12+3=(32)
18÷3+8=(14)	24÷2+16=(28)	7+15+17=(39)
18(÷)3+2=8	6×4+12=(36)	7+18-16=(9)
2+8+18=(28)	9+16-12=(13)	14×2-15=(13)

137페이지 해답 ▼

13+(9)=18+4	14-(6)=4×2	15+12-7=(6)+14
18(-)12=9-3	18-(5)=7+6	2×12=6×(3)+6
17-5=2(×)6	3×7=9+(12)	17(-)8+7=19-3
7×3=14+(7)	15+(6)=27-6	12+(18)=16+14
12+(4)=2×8	4×(9)=12×3	14+6=3×(6)+2
5×6=17+(13)	(22)-4=12+6	9×2+(6)=29-5
4×(6)=3×8	4+17=3×(7)	9+18=6+(9)+12
6+7=21-(8)	5×7=(17)+18	4×(2)+8=21-5
3(×)5=12+3	21-5=(9)+7	5×5-(8)=9+8
13-8=(15)÷3	22-6=2×(8)	8×(3)+6=18+12
(12)÷3=16÷4	19+8=(9)×3	(24)÷6+4=17-9
11-5=(18)÷3	24÷(2)=9+3	5×3+6=17+(4)
5×4=13+(7)	(24)÷3=2×4	12+3=(28)÷4+8
(10)+18=7×4	(16)÷4=12-8	14-3=(30)÷6+6
22-(6)=12+4	7+8=19-(4)	6×2+(8)=13+7
7×(3)=18+3	9+2=21-(10)	21-(3)=5×3+3
4(×)6=12×2	17-5=(16)-4	(24)÷3+4=18-6
2×(8)=14+2	14+7=(12)+9	7-(2)+6=15-4
13+(8)=6+15	(13)+12=18+7	17-9=3×2(+)2
11+(6)=13+4	26-(8)=6×3	21-6=6(+)4+5

21일(회) 월 일

142페이지 해답 ▼

6+13-7=(12)	14×2-12=(16)	3+14-13=(4)
8+9-14=(3)	6+14-17=(3)	12÷3+12=(16)
12÷4+9=(12)	3×12-13=(23)	16÷4+17=(21)
8÷2+13=(17)	2(×)11-14=8	12÷2+14=(20)
13×3-8=(31)	7+18-13=(12)	12×3-15=(21)
18÷6+5=(8)	28÷4+12=(19)	7(+)12-13=6
12(+)6-9=9	3×6+12=(30)	8+18-15=(11)
3(×)7-13=8	4+18-15=(7)	13×4-12=(40)
13(+)4-8=9	5+14-14=(5)	3(×)7-13=8
12÷4+5=(8)	6+27+13=(46)	16×2-13=(19)
12+7+9=(28)	18÷2+13=(22)	12+12-9=(15)
3+2+12=(17)	3×16-18=(30)	18÷2+13=(22)
12÷3+2=(6)	7(×)2-11=3	12×2-8=(16)
17+4+9=(30)	18÷2+18=(27)	14+15-8=(21)
8(×)2-11=5	3×12-15=(21)	12÷6+14=(16)
3+12+6=(21)	13×3-17=(22)	21(÷)7+14=17
7+14-9=(12)	16+5-14=(7)	13+7+12=(32)
17+8-2=(23)	27-17+6=(16)	18(-)9+12=21
4×5-14=(6)	23+7-15=(15)	12+14+3=(29)
6+15-9=(12)	18÷3+12=(18)	12+16-9=(19)

143페이지 해답 ▼

7×(3)=15+6	16(+)6=24-2	14+4=3×8-(6)
(11)+13=4×6	4(×)7=19+9	4+17=3+3+(15)
13+7=4(×)5	(7)+6=17-4	12+8+(4)=4×6
6+2=14(-)6	18(+)6=8×3	6+(11)=12×2-7
9+8=12+(5)	12+(9)=3×7	23-5-7=4+(7)
6×3=11(+)7	(29)-4=17+8	7×(2)+9=14+9
2×6=17-(5)	24+6=5×(6)	(6)+12=24+6-12
16-7=3×(3)	4×9=13+(23)	(14)-3=2×8-5
8×4=(38)-6	21-9=15-(3)	14+(7)=3×9-6
6-3=(12)÷4	5×6=12+(18)	4×(6)+3=32-5
(18)÷6=14-11	24-5=(11)+8	24÷6+5=17-(8)
19+5=4×(6)	4×(8)=17+15	3×7+4=17+(8)
14+5=(10)+9	16+(20)=12×3	3×8-8=(9)+7
8(×)2=9+7	18+(6)=3×8	24-15=(36)÷6+3
8+9=12+(5)	12+7=25-(6)	3×6+(15)=27+6
6+7=18-(5)	17-5=(18)-6	16+(6)=14+8
9(+)7=12+4	14+6=(17)+3	24-(15)+4=16-3
21(-)5=9+7	18-6=(4)+8	(3)×7=6+15
(12)+7=14+5	9+(14)=16+7	2×9=24-(6)
11+(11)=4+18	(14)+5=16+3	18+9=3×3×(3)

22일(회) 월 일

148페이지 해답 ▼

7(+)9-13=3	3×5+12=(27)	4+13(-)12=5
7×5-14=(21)	8+17-14=(11)	12×3-11=(25)
8+8-11=(5)	3×12-13=(23)	16(÷)4+12=16
12(÷)4+3=6	8+14-12=(10)	13×3-12=(27)
7+13-7=(13)	14÷7(+)13=15	8+16-15=(9)
6×6-21=(15)	8+15-13=(10)	14(×)3-12=30
15×2+6=(36)	19(-)5-11=3	4+18-13=(9)
13×3+4=(43)	18÷9+17=(19)	2+12+13=(27)
14+2+7=(23)	6×5-12=(18)	4+17-16=(5)
3(×)7-14=7	7+15-13=(9)	16×2-12=(20)
3×11+5=(38)	17+8-17=(8)	7+13-14=(6)
18÷2+2=(11)	8+19-17=(10)	12×2-16=(8)
12÷3+9=(13)	12÷4+11=(14)	12+15-7=(20)
22-5(-)8=9	3(×)12-14=22	19(+)6-11=14
12+8+4=(24)	11-6+18=(23)	16-14+7=(9)
11×3+7=(40)	27-6-13=(8)	9+14(-)16=7
16÷8(+)7=9	28(÷)7+13=17	8+19-14=(13)
13+9-5=(17)	3×4+14=(26)	9+16-12=(13)
4+2+19=(25)	9+15-12=(12)	12×3-12=(24)
3×12-9=(27)	18+6(-)13=11	4+12-14=(2)

149페이지 해답 ▼

22-(7)=7+8	16+(8)=4×6	24-5=9+(6)+4
11+(7)=9×2	22-(6)=4×4	4×8-4=17+(11)
5×5=13+(12)	16+(11)=3×9	14+(13)=3×9
3×6=21-(3)	(15)+7=28-6	(30)-4=22+4
13+9=6(+)16	12+(8)=14+6	7×3=3×(6)+3
15+3=9(×)2	(17)+18=5×7	4×4+(8)=29-5
3×6=12+(6)	13+8=3×(7)	(8)+14=6+16
16+7=8(+)15	5×6=(14)+16	(25)-13=21-9
19+(5)=3×8	21-9=(14)-2	7+(6)+4=9+8
12+4=8(×)2	24-6=7+(11)	3×4+(10)=14+8
9(+)4=16-3	19-7=6(+)6	18÷6+12=5+(10)
18÷2=4(+)5	24÷(6)=13-9	5(×)6-7=15+8
3×6=11+(7)	24÷(3)=2+6	3×8=3×2+(18)
(24)÷6=12-8	12+(13)=5×5	14÷7+4=16-(10)
13+(12)=16+9	15+8=11+(12)	8(+)4=18-6
(18)+8=17+9	18+7=(16)+9	8(-)4=16-12
12-(5)=9-2	13+6=24-(5)	8(×)4=16+16
12+(3)=8+7	15+13=(4)×7	8(÷)4=16-14
(12)+9=7+14	16+(12)=21+7	14-3=(21)÷3+4
14+(7)=15+6	25-(16)=16-7	14+9=(7)+16

23일(회) 월 일

154페이지 해답 ▼

4+12-8=(8)	16÷2+14=(22)	14(÷)7+13=15
13+4(-)9=8	25-16(+)5=14	13-6+17=(24)
3(×)8-15=9	24+7-18=(13)	14+15-3=(26)
4+12-8=(8)	27÷9(+)14=17	21(-)12+4=13
12(÷)6+7=9	16+4+18=(38)	36-14-9=(13)
22-9-8=(5)	3×13+14=(53)	27-3-14=(10)
15-5+7=(17)	13+6+15=(34)	24(-)14+7=17
11×2-4=(18)	28(-)8-12=8	9+12-14=(7)
18÷2(-)4=5	16(÷)4+12=16	7+13-12=(8)
2×12-6=(18)	12+8-15=(5)	4+19-16=(7)
21÷3×3=(21)	3+18-12=(9)	12×2-13=(11)
14÷2+14=(21)	12+15-7=(20)	13×3-16=(23)
8×3-4=(20)	19+8-14=(13)	7+18-15=(10)
14÷2(-)4=3	8+12-18=(2)	7+16-17=(6)
11+9-6=(14)	3(×)13-14=25	8+17-13=(12)
3+6+17=(26)	4+18-17=(5)	12(×)6-11=61
4×8-4=(28)	12(+)7-14=5	7(+)15-16=6
18×2+3=(39)	4+17-15=(6)	12×2-15=(9)
14+8+2=(24)	14÷2+16=(23)	14+16-3=(27)
3+4+16=(23)	3×13-18=(21)	18÷3+13=(19)

155페이지 해답 ▼

12+(14)=9+17	16+(14)=24+6	12+9=3×(4)+9
18+(6)=8×3	21-(6)=8+7	17+7=4×4+(8)
15(+)2=3+14	(22)-2=13+7	7×6=12+(7)+23
14+3=9(+)8	(7)+16=9+14	3(×)5+6=27-6
6×3=(9)+9	(20)-5=18-3	11+(13)=16+8
9+7=12+(4)	17+(5)=14+8	7×4-7=14+(7)
7×3=(9)+12	(6)+8=21-7	16+(5)=28-7
9(+)12=3×7	5×7=16+(19)	12+6+(10)=21+7
(20)÷4=8-3	3×8=(12)+12	3(×)7+6=19+8
14-8=(30)÷5	22-5=8+(9)	3×(7)+5=18+8
(12)÷3=7-3	12+8=4+(16)	28+6=2×(17)
2+4=(36)÷6	24÷(3)=15-7	17-8=(27)÷9+6
16-8=(16)÷2	(24)÷3=17-9	14-6=(20)÷4+3
(7)×3=12+9	(4)×6=15+9	12×4-13=(14)+21
3(×)6=12+6	6+8=26-(12)	5×6+(10)=22+18
16(+)6=14+8	14+7=8+(13)	23-(7)=12+4
14(+)2=9+7	9+5=21-(7)	7+(13)+4=16+8
18(-)6=9+3	18-4=(21)-7	5×3+(10)=6+19
18(÷)3=12-6	(19)+14=11×3	14+9=7+(16)
15+(9)=3×8	18+(7)=16+9	19+5=3×4+(12)

24일(회) 월 일

160페이지 해답 ▼

3×4+12=(24)	21+6-14=(13)	14×2-14=(14)
12÷2+13=(19)	9-7+13=(15)	12+15(-)8=19
4+9-11=(2)	3+15-14=(4)	17-8(+)13=22
21-9-8=(4)	3×12-13=(23)	24(÷)6+15=19
12+4+3=(19)	12+5(-)12=5	26-16+4=(14)
4×6(-)17=7	6(+)18-17=7	14×2-13=(15)
3×12-9=(27)	14+2+13=(29)	7+18(-)15=10
28(÷)7+5=9	6+21-14=(13)	13×3+14=(53)
16+3+4=(23)	18÷3+13=(19)	12+12-9=(15)
9(+)8-12=5	2×16-18=(14)	12÷4(+)12=15
14÷2+5=(12)	8+14-12=(10)	12×3-14=(22)
7(×)3-18=3	12×2(-)12=12	16+8-17=(7)
6+17+4=(27)	14×2-13=(15)	27-9+18=(36)
14+6+8=(28)	12+6+14=(32)	19(-)15+4=8
12×3+8=(44)	26-7-12=(7)	7+16-15=(8)
24÷4+4=(10)	18÷9+16=(18)	6+12+14=(32)
16+8+8=(32)	5(×)14-12=58	9+12-15=(6)
7+3+11=(21)	3+18-16=(5)	16(×)3-17=31
18÷6+8=(11)	8+12-15=(5)	7×3-15=(6)
21÷3+6=(13)	9+15-14=(10)	5×3+12=(27)

161페이지 해답 ▼

12+(4)=8×2	16+(7)=14+9	14+11=12+(13)
3(×)5=9+6	19+(2)=14+7	16+8=4×(4)+8
3×8=15+(9)	(8)+19=3×9	18+(11)=3×12-7
4×4=(9)+7	14+(13)=3×9	(24)÷6+6=21-11
5×4=11+(9)	17+(11)=14×2	3+7=(21)÷7+7
15+7=(8)+14	(18)÷3=15-9	(24)÷8+4=15-8
12-9=(15)÷5	12-8=(12)÷3	(18)+18=6×6
6×4=(9)+15	14-9=(30)÷6	(12)+3=23-8
7-4=(24)÷8	12-5=(14)÷2	22-(7)=3×8-9
4+2=(24)÷4	15-9=(24)÷4	3×4+(12)=18+6
(12)÷2=2+4	22-8=5+(9)	7+3+(9)=27-8
7-2=(15)÷3	21-(5)=7+9	13+4=24-9+(2)
9×4=19+(17)	(21)÷3=4+3	24+12=6×3+(18)
18+(6)=6×4	(16)÷4=18-14	14-3=(25)÷5+6
2×(7)=5+9	3×(4)=18-6	3×6-(2)=18-2
13(+)3=9+7	17+4=(13)+8	11(-)4=5+2
18+(9)=9×3	17+7=(18)+6	4×6+(12)=18+18
5×(4)=13+7	16-6=(13)-3	12+(9)=6+15
18-(11)=4+3	19-(8)=6+5	8×4=16+(10)+6
13(+)8=14+7	19-(6)=6+7	19+7=14+(12)

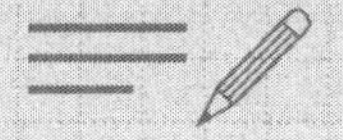

25일(회) 월 일

168페이지 해답 ▼

4+12-6=(10)	16(+)6-14=8	9+16-14=(11)
28(÷)2-6=8	13-9+13=(17)	13×2-13=(13)
19+2+4=(25)	18(÷)6+12=15	14+12-8=(18)
2(×)9-15=3	16÷2+17=(25)	21-9(+)15=27
16÷2+8=(16)	6+15(-)13=8	12×2+8=(32)
13+7+9=(29)	18÷6+14=(17)	15+14-7=(22)
3+5+13=(21)	3(×)14-14=28	18÷6+19=(22)
16÷2(-)2=6	9+12-16=(5)	13×3-14=(25)
24÷8+6=(9)	4+24-17=(11)	12(×)5-14=46
6(+)12-9=9	15×2-14=(16)	25(-)9-12=4
11+7+4=(22)	3×9(-)12=15	3+14-12=(5)
7(+)9-12=4	9+12-12=(9)	13×2-18=(8)
16÷4+6=(10)	18÷6(+)12=15	3+11(+)17=31
8×4-19=(13)	3+18-16=(5)	28(÷)14+9=11
3(×)7-12=9	9+14-12=(11)	13×3-13=(26)
3×12-7=(29)	15+4+16=(35)	8+19-14=(13)
12+5-6=(11)	8+15-14=(9)	12×2(-)18=6
11×3-8=(25)	4+28-16=(16)	12×3-17=(19)
4×7-11=(17)	11+8(-)16=3	14÷2+12=(19)
12÷4+6=(9)	2+18-14=(6)	12×2+13=(37)

169페이지 해답 ▼

13+(4)=8+9	8+(15)=14+9	24-3=7×2+(7)
3×(7)=12+9	18(-)6=7+5	12+19=3×6+(13)
8×4=18+(14)	12+(12)=19+5	6×6-(20)=19-3
6+8=21-(7)	(3)×9=23+4	4+(20)+8=14+18
9+2=4(+)7	(7)×3=28-7	17+3=14-(11)+17
8+7=3(×)5	25(-)8=12+5	6×(5)-4=29-3
5×6=8+(22)	21-8=(6)+7	4×(5)+3=8+15
9+7=2×(8)	3×8=12+(12)	3(×)4+4=21-5
3+8=(33)÷3	24÷2=(2)×6	18(+)9=24+3
8+3=18(-)7	12-4=(24)÷3	13+(5)+6=4×6
(4)×4=10+6	21-4=5+(12)	18-7=(24)÷4+5
18÷3=12-(6)	24(÷)4=19-13	14-6=12÷4+(5)
3×7=18+(3)	4×(8)=23+9	12+12=(24)÷2+12
3×8=(6)×4	(2)×17=27+7	14×2=6+12+(10)
9+4=21-(8)	8+7=12+(3)	4×7-(12)=18-2
9(+)4=17-4	19+3=7+(15)	8+(6)=3×7-7
8(-)2=11-5	21-(8)=7+6	6(×)2+12=17+7
5×(4)=13+7	11×3=17+(16)	12÷4×(8)=26-2
8(+)12=7+13	9+(15)=12×2	18+9=6+(13)+8
13+(15)=19+9	(18)+15=11×3	15+8=(16)+7

26일(회) 월 일

174페이지 해답 ▼

15(÷)3+8=13	6+21+12=(39)	12×3+16=(52)
18÷3+16=(22)	12(+)13-8=17	15×2-15=(15)
12(÷)4+2=5	3(×)16-18=30	16(÷)2+12=20
36÷4+8=(17)	4+12+16=(32)	13×2+13=(39)
14÷2+6=(13)	6+22-15=(13)	13×3-18=(21)
12×3-9=(27)	21(÷)3+14=21	8+17(-)14=11
16÷4+8=(12)	28÷4+15=(22)	4+17+19=(40)
12+5(+)7=24	5×6+12=(42)	8+14-16=(6)
8+5+13=(26)	6(+)15-13=8	12(×)4-15=33
2×11+4=(26)	12+7+13=(32)	9+12-15=(6)
14(÷)7+7=9	3+24(-)15=12	12×3-19=(17)
14+4+6=(24)	16÷2+15=(23)	15(-)11+7=11
3+12+7=(22)	13×3(-)16=23	14-8+12=(18)
6+14-5=(15)	18÷3+13=(19)	12+6-13=(5)
12+4-8=(8)	24-18+7=(13)	15(-)8+12=19
4(×)4-14=2	13(+)4-12=5	16+14-6=(24)
2+16-7=(11)	21÷3+15=(22)	21(÷)7+14=17
9(+)8-14=3	11-8+15=(18)	16×2-13=(19)
7+18-8=(17)	18÷2+12=(21)	12+15+8=(35)
16+5-8=(13)	24-18+3=(9)	17-8+15=(24)

175페이지 해답 ▼

14+(3)=8+9	21+8=14+(15)	16+8=19-6+(11)
3×(6)=9+9	11+(10)=14+7	4×4+5=24-(3)
12÷3=8-(4)	3(×)8=19+5	8+3+(8)=26-7
3×4=2(×)6	22-(4)=3×6	4×6-(11)=9+4
7×3=18+(3)	(3)×7=14+7	17+8=5×2+(15)
5×5=16+(9)	15+(3)=23-5	6×5-(5)=29-4
8+2=17-(7)	24-6=(10)+8	28-4-(5)=13+6
6+12=(9)+9	4×7=(13)+15	(13)+8=3×9-6
6+8=21-(7)	25-7=12+(6)	4×9-(15)=9+12
8×3=12+(12)	14-6=(24)÷3	7×(3)+7=22+6
(24)÷4=12-6	12-8=(16)÷4	18-12=(24)÷8+3
8×4=18+(14)	(18)÷6=15÷5	14-6=(28)÷7+4
3×6=12+(6)	24-(6)=14+4	3×12=(24)+12
(16)÷8=15-13	(10)+8=24-6	7×2×2=22+(6)
24-(8)=9+7	16+9=(10)+15	(8)+13=3×7
(12)+8=4×5	19-4=8+(7)	6+13=27-(8)
7+(10)=9+8	9+16=(20)+5	23-3=4×(4)+4
12+(2)=6+8	(11)+11=18+4	(12)-4=13-5
(4)+12=7+9	6(+)17=12+11	18+9=3×5+(12)
17+(7)=9+15	3×6=5+(13)	27-2=15+(10)

27일(회)　　월　　일

180페이지 해답 ▼

12(+)4-9=7	2×12-17=(7)	27(÷)9+12=15
14-6+7=(15)	13+7+14=(34)	18-14+7=(11)
12÷4+8=(11)	28-6-14=(8)	8+14-15=(7)
16(÷)4+5=9	24÷4+13=(19)	3(+)19-18=4
11+9-7=(13)	4×4+15=(31)	7+18-14=(11)
4(×)6-18=6	13+8(-)16=5	14+12+3=(29)
8+12-9=(11)	21÷3+15=(22)	22(-)14+5=13
9-8+15=(16)	15-9+15=(21)	24÷8+12=(15)
4+12-6=(10)	24(÷)8+14=17	4(×)17-12=56
5×6-14=(16)	3+15+12=(30)	12-8+11=(15)
22-8(-)8=6	2×13+16=(42)	13-8+12=(17)
13+7+8=(28)	15(+)9-15=9	16-12+8=(12)
7+13-5=(15)	3×12-12=(24)	12÷3+14=(18)
12÷3+8=(12)	3+12-11=(4)	13×2-13=(13)
5+28-18=(15)	13×2-8=(18)	14+8-12=(10)
6+14-7=(13)	14(×)3+13=55	19-8+15=(26)
9(+)6-12=3	15-9+12=(18)	16÷4+13=(17)
4+16-8=(12)	12(÷)6+16=18	3(×)14-12=30
5×6-18=(12)	7+15(+)12=34	14-8+12=(18)
19-8(-)6=5	2×15-13=(17)	17-8+12=(21)

181페이지 해답 ▼

(11)+5=4×4	18+(3)=14+7	24-8=2×6+(4)
16+(8)=18+6	19-(6)=8+5	9+12=16+(5)
9+16=(17)+8	(7)+15=9+13	4(×)4+8=19+5
12-7=(10)÷2	26-(8)=9+9	16(-)4+2=21-7
13-9=(24)÷6	(11)+14=13+12	17-2=6+4+(5)
2×3=(18)÷3	19-(8)=18-7	2×7+(7)=29-8
6×4=17+(7)	21-3=13+(5)	14÷2+(7)=16-2
7+8=3+(12)	3×7=(7)+14	18-(10)+19=21+6
6+(13)=4+15	(24)÷3=16-8	3×6+(9)=9+18
7×4=17+(11)	15-5=5+(5)	5×3+(8)=27-4
(24)÷3=2×4	13+8=9+(12)	6×4=3×(6)+6
4×5=14+(6)	12×3=18+(18)	5×5+4=17+(12)
8×3=(5)+19	(18)÷6=12-9	5×4-7=(17)-4
(18)+14=4×8	(8)+16=4×6	7×5=6×5+(5)
17-(5)=6×2	7(+)8=21-6	19-4=(7)+8
21-(6)=7+8	24-6=11+(7)	14+(8)=15+7
9+(9)=9×2	17+4=(14)+7	3×9-(9)=12+6
13-(4)=2+7	6×4=12+(12)	7+7+(11)=21+4
(17)+6=7+16	18+(18)=12×3	4×8=14×2+(4)
17+(7)=3×8	6(+)9=11+4	12+15=3×(9)

28일(회) 월 일

186페이지 해답 ▼

5+12-4=(13)	16+8-17=(7)	14+8+15=(37)
12(÷)3+3=7	24-15+5=(14)	18-8+16=(26)
2×12-5=(19)	14+2+12=(28)	4+15-17=(2)
8(+)7-12=3	13-9+17=(21)	24(÷)3+15=23
5+12+3=(20)	12÷4+16=(19)	7+17+12=(36)
7(×)3-13=8	3(×)12-21=15	13-6+12=(19)
18-5-9=(4)	2×14-14=(14)	16(+)3-12=7
3+17-6=(14)	14(+)8-16=6	14+3+12=(29)
16+5-8=(13)	21-13+4=(12)	14-8+15=(21)
4(×)4-7=9	25(÷)5+3=8	14+12+3=(29)
3+6+19=(28)	9+18-15=(12)	13×2-12=(14)
12+6-7=(11)	18-9+14=(23)	3×2+12=(18)
9+18-7=(20)	14÷7×3=(6)	15+12-6=(21)
7+8-12=(3)	16+5-13=(8)	13-12+8=(9)
17-9+6=(14)	18-6+17=(29)	12×3-14=(22)
18÷2+2=(11)	13×3-16=(23)	16+9-13=(12)
17+8+3=(28)	18÷2+12=(21)	13×2-4=(22)
2×6+12=(24)	12÷6+17=(19)	19-7+12=(24)
12÷4+8=(11)	13×2+13=(39)	21-12+8=(17)
24÷4-4=(2)	9+18-17=(10)	16+9-14=(11)

187페이지 해답 ▼

3(×)6=21-3	15+(7)=13+9	4×4+11=3×(9)
19(-)2=9+8	19-(7)=7+5	8+12=3×4+(8)
9+8=12(+)5	6×6=17+(19)	9×4(-)7=23+6
5+3=16(÷)2	15+(13)=19+9	8×4=12+8+(12)
7×3=16+(5)	(12)+14=13×2	29-3-8=4+(14)
12+6=(11)+7	12+(7)=25-6	8×3-(8)=21-5
4×6=17+(7)	24-7=(8)+9	14(+)19=3×11
7-2=(15)÷3	2×8=24-(8)	2×3(×)3=21-3
5-2=(21)÷7	21-4=14+(3)	18+12-(3)=9×3
14-8=(36)÷6	18-4=23-(9)	(24)÷4=5+8-7
(20)÷4=12-7	19-8=(15)-4	14-7=(21)÷3
4×6=13+(11)	17+(15)=4×8	5×2-4=(30)÷5
6×5=(11)+19	(21)÷7=9-6	8×2-3=(26)÷2
(10)+14=3×8	(14)÷2=11-4	5×5=(22)+3
14+(2)=19-3	3×5=23-(8)	12+(12)=17+7
17+(3)=4×5	14+(8)=17+5	(2)×24÷2=21+3
8×(3)=16+8	17-5=(6)+6	23-(9)=3×6-4
(15)÷3=9-4	12+9=(15)+6	14+(12)=17+9
13+(9)=17+5	18+(4)=13+9	21-9=7+(5)
3×(8)=19+5	19-(5)=8+6	19+7=17+(9)

29일(회) 월 일

192페이지 해답 ▼

8+4+17=(29)	4+12-11=(5)	12×3-18=(18)
3×12-3=(33)	14(+)7-16=5	5+18-17=(6)
4+18+4=(26)	12×2+2=(26)	27-8+14=(33)
3+14-5=(12)	14+6-18=(2)	17+6-12=(11)
24-13+7=(18)	18-8+13=(23)	14×2-19=(9)
12÷2+4=(10)	9+21+13=(43)	12×2+4=(28)
14+8+7=(29)	16÷2+12=(20)	14(+)13-9=18
7+9(-)11=5	2(×)16-23=9	18÷6+16=(19)
16÷4+9=(13)	7+13-15=(5)	15(×)3-15=30
5(×)2-5=5	8+18-16=(10)	14×2-16=(12)
7×3+16=(37)	21(÷)3+13=20	14+16+3=(33)
4+16-7=(13)	18÷2+15=(24)	24(-)17+2=9
9-5+18=(22)	23-8+13=(28)	24÷4+13=(19)
7+12+4=(23)	14÷2+12=(19)	9+12-16=(5)
7×4-16=(12)	8+15-17=(6)	15-9+13=(19)
18(-)7-3=8	2(×)12-17=7	17-8+12=(21)
16-8+9=(17)	16-7+18=(27)	19(-)16+4=7
13×3-7=(32)	26-6-13=(7)	8+13-17=(4)
15÷3+7=(12)	16÷4+13=(17)	7+14-13=(8)
3+4+13=(20)	7+17-12=(12)	26-18-3=(5)

193페이지 해답 ▼

6(×)3=12+6	23-(6)=8+9	3×8-5=12+(7)
13(+)5=2×9	19-(7)=4×3	16+3=4×2+(11)
14+7=(7)×3	(14)×2=4×7	9×2+(6)=18+6
6+9=(11)+4	17+4=3(×)7	15+(10)=18+7
9+2=18-(7)	12+(9)=14+7	7×5=14+11+(10)
13+7=8+(12)	7(+)8=19-4	18-(6)+12=21+3
9-5=(20)÷5	12+3=21(-)6	(12)+12=16×2-8
19+5=4×(6)	16-8=16(÷)2	(13)-4=18-9
18+(6)=3×8	26-12=(8)+6	16+(12)=19+9
4×7=17+(11)	8+6=21-(7)	7×3+(14)=28+7
14(-)3=6+5	29-8=12+(9)	5+6=(25)÷5+6
18+3=12+(9)	32(÷)2=10+6	5×8-(12)=16+12
5×6=14+(16)	(32)÷4=12-4	4×(6)+7=12+19
14-(6)=2×4	18+(18)=12×3	21÷7+8=7(+)4
3×6=13+(5)	5×(5)=18+7	8×2(+)8=18+6
18-(2)=9+7	13+4=21-(4)	16(÷)2+11=15+4
3(×)8=17+7	9+12=(15)+6	6+5+(10)=7+14
(7)+15=8+14	12+9=(7)×3	6+(6)+4=23-7
19-(12)=4+3	12+(10)=15+7	12-6=24(÷)4
12(+)6=9+9	21(-)5=14+2	7×4(-)8=12+8

30일(회) 월 일

198페이지 해답 ▼

3×12-9=(27)	11+5+16=(32)	7+16-12=(11)
18÷2+5=(14)	7+24+16=(47)	14×2+6=(34)
16(÷)4+5=9	12÷4(+)13=16	15+12-9=(18)
7+8+11=(26)	2×11-15=(7)	12(÷)4+16=19
18-6-7=(5)	3×12-15=(21)	19-4-12=(3)
16(+)5+7=28	13+9+14=(36)	16-14+7=(9)
12×3+7=(43)	24-7(-)13=4	4+16-13=(7)
12÷4+9=(12)	7+13-12=(8)	13×2+9=(35)
32÷8+7=(11)	9+25-17=(17)	13(×)2-17=9
7+16+5=(28)	13×2-12=(14)	17-9+15=(23)
3(×)12-8=28	16+8-17=(7)	14-5+14=(23)
12+3-9=(6)	16-8+6=(14)	18-7+18=(29)
4×3+14=(26)	11(×)2-13=9	15+16+4=(35)
6+12(-)9=9	18÷3+16=(22)	12-4(+)8=16
8-6+13=(15)	19-8+13=(24)	14÷2+12=(19)
3+15+6=(24)	21÷3+18=(25)	8+13+14=(35)
2×8-12=(4)	2(×)16-15=17	12(-)8+13=17
16÷2+4=(12)	18÷3+18=(24)	7+16+19=(42)
11+9+4=(24)	8×2+12=(28)	8+16-13=(11)
4+6+17=(27)	6+18-16=(8)	13×2-15=(11)

199페이지 해답 ▼

12(+)4=8×2	12+(10)=14+8	21-3=2×6+(6)
21(-)3=3×6	19(-)5=5+9	8+17=9+4+(12)
12-7=15(÷)3	12(+)3=18-3	6×3(+)6=17+7
13+8=7(×)3	12(÷)4=12-9	31-5(-)6=12+8
3×8=16+(8)	(7)×3=15+6	7(×)2+8=16+6
6+9=(12)+3	14+(10)=18+6	16(÷)2+9=9+8
7×2=3+(11)	13+8=15(+)6	16+(8)=12×2
8-2=(18)÷3	15-6=(36)÷4	2×(9)+8=24+2
7-2=(20)÷4	12-9=(18)÷6	8×(4)-9=27-4
4×7=18+(10)	5×6=12+(18)	7+3+(12)=28-6
(7)+17=4×6	19+9=7×(4)	15-3=(25)÷5+7
6×3=12+(6)	(11)+16=15+12	16-9=(28)÷7+3
7-4=(27)÷9	21-(3)=14+4	16-11=18÷(2)-4
2+6=(32)÷4	3(×)9=18+9	11×2-4=12+(6)
18-(6)=2×6	2×8=21(-)5	13+8=(10)+11
17(+)6=14+9	19-5=8(+)6	13+9(-)6=5+11
18+(9)=9×3	9×3=14+(13)	8(×)3=21+3
18(÷)2=13-4	15+8=13+(10)	24(÷)2-6=15-9
15(-)6=13-4	21-(8)=6+7	8+12=16-7(+)11
13+(12)=18+7	9(×)2=13+5	14-11=18(÷)3-3